脑血管疾病介入治疗学

郭铁柱　主　编

云南出版集团公司
云南科技出版社

图书在版编目（C I P）数据

脑血管疾病介入治疗学 / 郭铁柱主编. -- 昆明：
云南科技出版社，2018.3 （2024.10重印）
ISBN 978-7-5587-1238-8

Ⅰ．①脑… Ⅱ．①郭… Ⅲ．①脑血管疾病－介入性治
疗 Ⅳ．①R743.05

中国版本图书馆CIP数据核字(2018)第061867号

脑血管疾病介入治疗学
郭铁柱　主编

责任编辑：王建明　蒋朋美
责任校对：张舒园
责任印制：蒋丽芬
装帧设计：庞甜甜

书　　号：978-7-5587-1238-8
印　　刷：廊坊市海涛印刷有限公司
开　　本：787mm×1092mm　　1/16
印　　张：12.5
字　　数：245千字
版　　次：2020年7月第1版　2024年10月第2次印刷
定　　价：68.00元

出版发行：云南出版集团公司云南科技出版社
地址：昆明市环城西路609号
网址：http://www.ynkjph.com/
电话：0871-64190889

前　言

　　脑血管疾病是由于各种病因引起的脑部血管疾病的总称。流行病学调查研究表明,目前脑血管疾病、心脏病与恶性肿瘤是构成人类疾病死亡的三大原因。新近的研究资料表明,我国城市脑血管病居死亡原因首位。针对神经系统血管性疾病这一难题,医学前辈们经过半个多世纪的大胆摸索,使得神经系统血管性疾病的诊断和治疗水平取得了长足的进步。

　　本书主要介绍了脑血管的解剖,脑血管疾病的病因、发病机制、分类以及诊疗。其中主要讲述了缺血性脑血管病和出血性脑血管病,并讲解了神经血管的介入治疗方法和介入治疗的并发症及处理。本书内容全面、实用,对广大的临床医务工作者具有一定的参考价值。

　　本书编者是正在从事神经外科医疗的专家,具有较为丰富的临床经验和较高的学术水平,为本书的编写质量奠定了雄厚的基础。但由于近年来神经病学的迅速发展,知识更新较快,书中难免会遗漏某些新的研究成果,衷心希望各位读者及同道专家给予批评指正,以期改进。

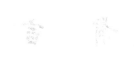

目　　录

第一章　脑血管疾病概述

　　脑血管疾病是由各种血管源性病因引起的脑部疾病的总称。血管源性病因很多，可概括为两大类：①心血管系统和其他系统或器官的病损，累及脑部血管和循环功能，如动脉粥样硬化、高血压性动脉改变、心源性栓塞以及炎症感染、血液病、代谢病、结缔组织病等导致或伴发供应脑部血管的狭窄、闭塞，使局部缺血，或因血管病损破裂而出血；②颅内血管本身发育异常、创伤、肿瘤，如先天性颅内动脉瘤、脑动静脉畸形、血管源性或其他颅内肿瘤和颅脑损伤所致。以第一大类病因为更常见。

　　流行病学调查研究表明，目前脑血管疾病与心脏病、恶性肿瘤构成人类疾病死亡的三大原因。新近的资料表明，我国城市脑血管病居死亡原因首位，卒中的类型分别是脑梗死（59.8%）、出血性卒中（39.3%）及难分类（0.8%）。Framingham 研究资料（1993）提示，在 39～94 岁人群，随访 36 年的结果中，动脉硬化血栓形成性脑梗死为 55.9%、脑栓塞 26.6%、脑出血 6.4%、蛛网膜下腔出血 8.4% 及其他 2.7%。而不分年龄的话，则脑梗死为 85%，其中小血管病变 20%、心源性栓塞 20% 和其他类型脑梗死 45%，原发性颅内出血 15%，蛛网膜下腔出血 5%，脑血管病的发病仍是以缺血性疾病为主，而其中以血管异常导致的脑血栓形成居多。

第一节　全脑的动脉供血模式

　　心脏通过主动脉弓供应脑的血液。主动脉弓分出无名动脉（现称头臂干）、左颈总动脉和左锁骨下动脉。头臂干上升至胸锁切迹水平再分为右颈总动脉和右锁骨下动脉。锁骨下动脉发出椎动脉。左、右成对的椎动脉和颈内动脉经颈部上升，进入颅腔，对脑供血。

　　脑动脉供血的基本模式：颅腔被小脑天幕分隔为幕上、幕下结构，幕上结构中的大脑额叶、顶叶和颞叶大部，基底节和下丘脑大部，以及眼部接受颈内动脉的血供。幕下结构包括丘脑大部、脑干和脊髓上部，整个小脑以及内耳接受椎动脉和基底动脉供血。但椎-基底动脉的终末分支——大脑后动脉升至幕上，供应部分颞叶和整个枕叶。故幕上、幕下结构的血供来源并非截然分开的。颈动脉和椎动脉之间,通过颅内、颅外的许多侧支吻合血管,特别是脑底动脉环的形成,使脑的幕上、幕下结构的血供相互融通和调剂,成为统一的整体。

全脑的动脉供血模式基本相同,共有三种血管类型。

1.长旋动脉　自起源动脉发出后,在半球或脑干表面,绕其腹侧和外侧而行至背侧,在该处又与其他长旋动脉的末梢支相吻合,同时发出很多无名穿支进入脑实质,长距离运血供应较浅的脑组织。

2.短旋动脉　又称外侧穿支,自起源动脉发出,行程较短,穿入脑部供应灰质和白质。

3.旁中央动脉　又称中央穿支,从起源动脉发出后即在中线的一侧近旁穿入脑内供应近中线的核区等中央结构。

短旋动脉供应旁中支供应区和长旋支供应区之间的区域。旁中央动脉和短旋动脉不同于长旋支,几乎没有吻合而形成功能上的终动脉。

第二节　脑的血液供应及其障碍

脑部的血液由颈动脉系统和椎-基底动脉系统供应。颈动脉系统主要通过颈内动脉、大脑前动脉和大脑中动脉供应大脑半球前 3/5 部分的血液。椎-基底动脉系统主要通过两侧椎动脉、基底动脉、小脑上动脉、小脑下前及下后动脉和大脑后动脉供应大脑半球后 2/5 部分(枕叶和颞叶的底部)、丘脑后半部、脑干和小脑。

两侧大脑前动脉之间由前交通动脉使之互相沟通,大脑中动脉和大脑后动脉之间由后交通动脉使之沟通,这就在脑底部形成脑基底动脉环,或称 Willis 动脉环(图 1-1～图 1-3)。

引起脑血管疾病各种临床表现的根本原因是脑部血液循环的障碍。急性脑血液循环障碍即脑卒中的临床表现有两个特点,一是起病急骤,经常在瞬间、数分钟、数小时,至多 1～2d 内脑部损害症状即达到高峰。如病情好转,常可在短时间内或数分钟、数小时或 1～2d 内见到症状部分或全然缓解。大多数患者在数周内可有不同程度的明显好转。以后,功能进一步缓慢地恢复。另一特点为脑部受损的局灶性症状。不论缺血或出血都与脑部血管和血液供应的分布以及病变的好发部位有密切联系。

现将脑部的血液供应及其障碍的主要临床表现,简述如下。

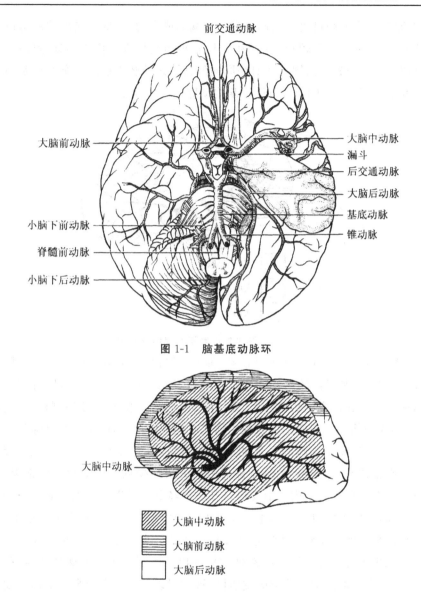

图 1-1　脑基底动脉环

前交通动脉

大脑前动脉

大脑中动脉
漏斗
后交通动脉
大脑后动脉
基底动脉
锥动脉

小脑下前动脉

脊髓前动脉

小脑下后动脉

大脑中动脉

▨ 大脑中动脉

▤ 大脑前动脉

☐ 大脑后动脉

图 1-2　大脑半球外侧面血液供应分布

一、颈动脉系统

　　颈总动脉在颈部甲状软骨上缘水平分成颈外动脉和颈内动脉。颈内动脉在颈部垂直上升,进入颅腔后分出眼动脉、后交通动脉、脉络膜前动脉、大脑前动脉及大脑中动脉。颈内动脉病变的典型症状是患侧视觉障碍和病变对侧偏瘫及感觉减退,若有眼动脉受累则可出现患侧单眼视力减退或失明,病变对侧的偏瘫常以面部及上肢为重;感觉障碍常较轻,主要为形体觉、两点辨别觉等皮质感觉障碍;由于视神经束和视放射受累可出现病变对侧同向偏盲。颈动脉听诊出现杂音以及视网膜动脉压低于健侧 25% 以上时,有助于脑内动脉病变的诊断。

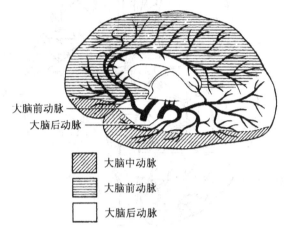

大脑前动脉

大脑后动脉

▨ 大脑中动脉

▤ 大脑前动脉

□ 大脑后动脉

图 1-3　大脑半球内侧面血液供应分布

1.大脑前动脉　供应整个额叶前端、额叶、顶叶内侧面以及额顶叶上外侧凸面一狭长区,即小腿和足部的运动和感觉皮质以及辅助(副)运动皮质区,而其深支,即前内侧丘纹动脉供应尾状核头部、壳核前部、丘脑前部、苍白球外侧核、内囊前支等(图 1-4)大脑前动脉病变主要表现为病变对侧肢体瘫痪,以小腿和足部的瘫痪为明显,可伴感觉障碍。小腿和足部的肌张力不高,但腱反射活跃,锥体束征阳性。其他尚可有精神改变、失用症、嗅觉障碍等。失语症少见。面部和上肢常无影响。前内侧纹动脉病变由于内囊前支以及基底神经节的受累可发生对侧上肢和面部中枢性瘫痪,上肢瘫痪以近端为主。还可由于旁中央小叶的受累而出现排尿障碍。

2.大脑中动脉　自颈内动脉分出后即发出深支供应内囊和基底节(图 1-5①)。大脑中动脉主干分出分支供应除额极和枕叶以外的整个大脑半球外侧面,包括支配面部、手和上肢的运动和感觉的皮质区、视放射以及主侧大脑半球的语言皮质区(图 1-5②)。如大脑中动脉起始处主干完全阻塞,即深、浅动脉均受累时,则出现病变对侧偏瘫、对侧感觉障碍、对侧同向偏盲(三偏症状)。病变在主侧大脑半球时常出现失语。累及非主侧大脑半球可伴失用症、失认症、体像障碍等顶叶症状。大脑中动脉各浅表分支阻塞的症状视病变部位而定,以病变对侧上肢和面部瘫痪较多见。

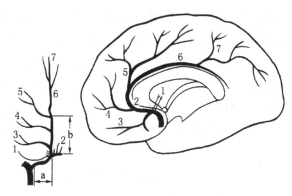

图 1-4 大脑前动脉

a:大脑前动脉前支;b:大脑前动脉后支。1.前纹状动脉、短间脑动脉、长纹状内侧动脉(Huebner 返动脉);2.内侧大脑前动脉(自前交通动脉发出);3.额底动脉;4.额极动脉;5.胼缘动脉;6.胼周动脉;7.内后顶动脉

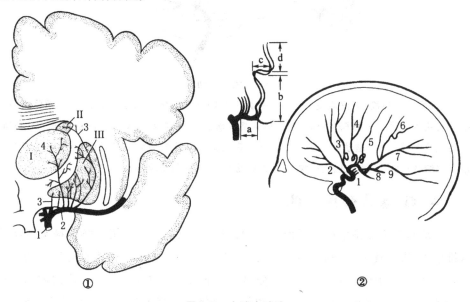

图 1-5 大脑中动脉

①深层分支。Ⅰ:丘脑;Ⅱ:尾状核;Ⅲ:豆状核。1.颈内动脉;2.大脑中动脉;3.豆纹动脉;4.豆状核丘脑动脉。②皮质分支。a:蝶段.b:岛段;e:盖段;d:终段。1.纹状动脉;2.额眶动脉;3.中央前动脉;4.中央动脉;5.顶前动脉;6.顶后动脉;7.角回动脉;8.颞前、中动脉;9.颞后动脉

3.大脑后动脉 由基底动脉分出,供应大脑半球后部包括枕叶距状裂视觉中枢、颞叶底部。其深支分布于脑干,包括红核、丘脑底核、黑质、大脑脚内侧部。其他如丘脑、海马膝状体、部分视放射、内囊后肢等也接受来自大脑后动脉深穿支的

供应(图 1-6)。由于后交通动脉和软脑膜动脉的侧支供应,大脑后动脉阻塞的临床症状较轻。常因影响枕叶距状裂而发生对侧同向偏盲,但中心视力常可保存。主侧半球的大脑后动脉病变,还可累及顶颞区皮质而出现失写、失读、失认等症状。深穿支阻塞影响丘脑和上脑干,可出现对侧半身感觉减退伴丘脑性疼痛、动眼神经麻痹、小脑性共济失调、偏身舞动症等。基底动脉阻塞可影响两侧大脑后动脉而发生两侧枕叶梗死,其临床表现为两眼皮质性失明,患者对自己失明全然无知甚至加以否认。

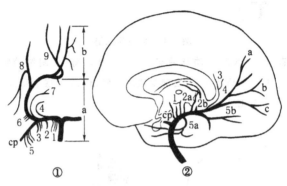

图 1-6　大脑后动脉

①正面。a:环段;b:皮质段。1.旁正中动脉;2.四叠体动脉;3.丘脑动脉;4.内侧后脉络膜动脉;5.乳头体前动脉;6.脑脚动脉;7.外侧后脉络膜动脉;8.外侧枕动脉;9.内侧枕动脉。②侧面。cp:后交通动脉。1.丘脑动脉;2a:内侧后脉络膜动脉;2b:外侧后脉络膜动脉;3.胼胝体背侧动脉;4.内侧枕动脉(a:后顶支.b.顶枕支;c:距状动脉);5a:颞前动脉、颞中动脉;5b:颞后动脉

二、椎-基底动脉系统

椎动脉在第 6 颈椎横突平面进入颈椎横突管后,上升至第 2 颈椎横突后绕过寰椎椎板,进入枕大孔,到达颅内。入颅腔后发出下行支与对侧椎动脉发出的下行支合成脊髓前动脉。然后椎动脉又分出小脑下后动脉以及供应脑干腹内侧的旁正中动脉。椎动脉或基底动脉发出的短旋动脉分布于脑干腹外侧。小脑下后动脉、小脑下前动脉以及小脑上动脉供应脑干的背外侧和小脑(图 1-7)。

1.延髓的血供　主要由椎动脉供应。延髓腹外侧的椎动脉及旁中央动脉供应延髓部分的锥体束、内侧丘系、内侧纵束、舌下神经等结构。椎动脉的较长分支和小脑下后动脉的分支分布于延髓较背侧,包括脊髓丘脑束、前庭神经核、三叉神经感觉核、绳状体、迷走与舌咽神经等结构。小脑下后动脉供应延髓背侧前端,包括前庭和耳蜗神经核,以及小脑后部。延髓腹内侧由椎动脉及其旁正中动脉所供应,

当其发生阻塞时可引起症状,表现为病变对侧上、下肢瘫痪,对侧上、下肢躯体触觉、位置觉、震动觉的减退或丧失,病变同侧舌肌瘫痪,称为延髓前部综合征。小脑下后动脉闭塞常引起延髓外侧梗死,表现为眩晕、讲话含糊不清、吞咽困难,病侧软腭声带瘫痪,病侧小脑性共济失调,病侧面部和对侧肢体痛觉减退或消失,眼球震颤、病侧 Homer 征等,称为延髓外侧综合征(Wallenberg 综合征)。同时具有上述两综合征的部分或全部症状者称延髓外侧联合综合征(图 1-8)。

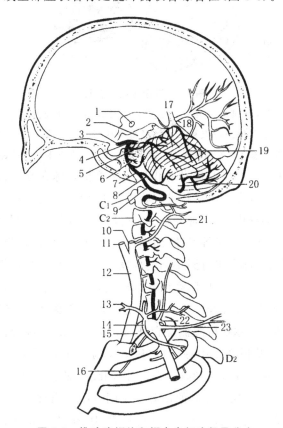

图 1-7　椎动脉颅外和颅内走行途径及分支

　　1.中间块;2.大脑脚;3.后交通动脉;4.大脑后动脉;5.小脑上动脉;6.脑桥动脉;7.基底动脉;8.小脑前下动脉;9.左椎动脉;10.颈外动脉;11.颈内动脉;12.颈总动脉;13.甲状腺颈动脉;14.肩胛上动脉;15.锁骨下动脉;16.胸廓内动脉;17.胼胝体压部;18.右侧大脑后动脉;19.小脑上动脉;20.小脑后下动脉;21.枕动脉;22.肋骨枕动脉;23.颈横动脉;D2:第二胸椎棘突

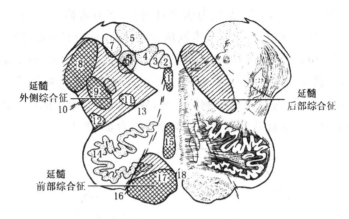

图 1-8　延髓损害综合征

1.内侧纵束；2.舌下神经核；3.闰核；4.迷走神经背核；5.前庭神经背核；6.孤束和孤束核；7.前庭外侧核；8.绳状体；9.三叉神经脊束和三叉神经脊束核；10.迷走神经根；11.疑核；12.脊髓丘脑束；13.网状结构；14.橄榄核；15.内侧丘系；16.舌下神经根；17.锥体束；18.中缝

2.脑桥的血供　主要由基底动脉供应。两侧椎动脉在延髓、脑桥接壤处腹侧合成一支基底动脉。其旁正中动脉供应脑桥旁中线结构，包括皮质脊髓束、内侧丘系、脑桥小脑束、内侧纵束、滑车神经核、展神经核等。其短旋动脉供应脑桥外侧结构，包括面神经、听神经、三叉神经核、前庭神经核、耳蜗神经核、脊髓丘脑束等。其长旋支，即小脑下前动脉在走行到小脑前也发出分支供应脑桥前端外侧部，即脑桥被盖部、脑桥臂。在旁正中动脉闭塞引起脑桥梗死时，影响皮质脊髓束、内侧丘系、内侧纵系、脑桥小脑束、展神经核等。临床上表现为病变侧展神经麻痹、面神经麻痹及对侧上、下肢瘫痪，称脑桥腹侧综合征（Millard-Gubler 综合征）。有时伴有向病侧凝视障碍，称为脑桥旁正中综合征（Foville 综合征）（图 1-9）。如果两侧均发生病变就出现四肢瘫痪、展神经麻痹、昏迷、两侧瞳孔缩小、眼肌瘫痪、高热、呼吸障碍（图 1-10）。如果供应脑桥外侧的动脉发生闭塞时就出现眩晕、耳鸣、听力减退、眼球震颤、向病侧凝视障碍、病侧面部感觉障碍、病侧 Homer 征、对侧面部以下肢体痛、温觉减退或缺失（小脑下前动脉综合征）（图 1-11）。基底动脉本身的闭塞比较少见，一旦发生，情况严重，有四肢瘫、延髓麻痹、昏迷。个别患者表现为闭锁综合征，患者意识尚存在，但由于四肢、两侧面瘫和延髓麻痹，只能依靠眼球上、下运动来表达意识。

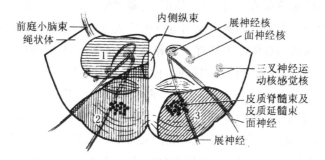

图 1-9　脑桥下部损害综合征

1.脑桥旁正中综合征；2.脑桥腹侧综合征；3.闭锁综合征（双侧损害时）

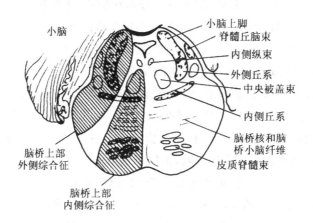

图 1-10　脑桥中段损害综合征

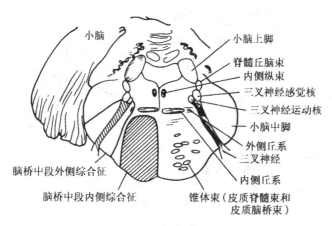

图 1-11　脑桥上部损害综合征

3.中脑的血供　主要由基底动脉供应。基底动脉位于大脑脚间窝,发出短支分布于中脑两侧侧面和背部,供应大脑脚、动眼神经、内侧纵束、红核、动眼神经核、中脑网状结构等。大脑后动脉也发出分支供应大脑脚外侧面、内侧面、红核等。小脑上动脉供应包括四叠体的中脑背盖部和小脑的前部。中脑梗死的临床表现常见为:①病变侧动眼神经麻痹伴对侧偏瘫,称中脑下脚综合征(Weber 综合征);②病变侧动眼神经麻痹,病变侧步态呈共济失调以及上肢动作不稳。双侧中脑梗死较为严重,患者神志不清,四肢瘫痪,两侧瞳孔散大,对光反应消失,两眼位置正中或外斜,眼球向上运动受限制,上肢可出现粗大而不自主的舞动样动作。当大脑后动脉供应的中脑背部发生梗死时,可出现病侧眼睑下垂和瞳孔缩小的 Honer 征,病侧上、下肢共济失调以及舞蹈样不自主动作,病变对侧半身感觉障碍(图 1-12)。

基底动脉干闭塞并不多见,梗死主要分布在脑桥、中脑腹侧以及两侧枕叶,梗死也影响脑干背盖部。常出现意识模糊而后陷于昏迷并逐步加重。四肢瘫痪先为弛缓性而后痉挛性。常有面神经、展神经、三叉神经、迷走神经、舌下神经等脑神经麻痹症状,以及视野缺损或皮质性失明的视觉障碍等。

脑部血供障碍引起的脑部病变,其严重程度取决于:①血供障碍发生的速度和持续时间:供应障碍发生越急,持续越久、越完全,则病变越重。②受损区域的大小及其功能重要性:一般是病变范围越大,功能丧失越重,但又与受损部位的功能重要性有关,如在内囊神经纤维集中处,虽仅小量出血,引起的神经功能缺失却重;反之,在大脑皮质中出血的范围即使比内囊大几倍,而影响的神经功能却较局限。③脑血管的解剖结构上的个体特点与侧支循环建立的速度和程度:建立得越快、越充分,病变和症状越易恢复,甚至可完全不发生临床症状。

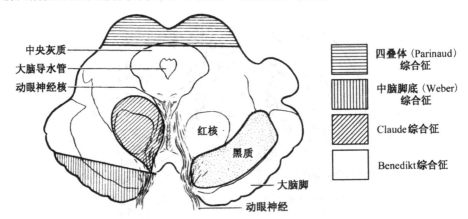

图 1-12　中脑损害常见的综合征

三、脑动脉侧支循环

脑部动脉通过以下几组吻合支,在一定条件下可以建立丰富的侧支循环 (图1-13)。如有某种血管发育畸形,虽在一般情况下并无症状,但当脑血供发生障碍而不能及时建立起侧支循环时,可发生病变和临床症状。

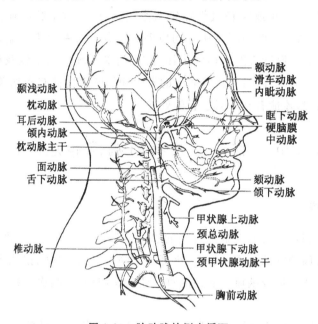

图1-13 **脑动脉的侧支循环**

1.脑基底动脉环(Willis环) 脑部这一环状动脉吻合对颈动脉与椎-基动脉两大血供系统之间,特别是两侧大脑半球血液供应的调节、平衡以及病态时形成侧支循环极为重要。但是,脑底动脉环的发育异常相当多见。这一具有重要临床意义的事实,往往为人们所忽视,如曾有人研究350个人脑检查资料发现,约有48%的脑底动脉环有发育异常。其中较多见的是一侧后交通支管径小于1mm(约27%);大脑后动脉起源于颈内动脉(约14%);前交通支口径小于1mm或竟缺如而两侧大脑前动脉起源于一侧的颈内动脉干等。由于种种畸形的存在,脑底动脉环中或动脉环之前发生动脉粥样硬化等病变时,侧支循环的建立势必大受影响。这与临床表现也密切相关,例如同为颈内动脉闭塞时,如动脉环发育正常,因侧支循环迅速建立症状较易恢复或竟不发生任何症状;反之,如有发育异常影响侧支循环的建立,则可能发生同侧大脑半球的严重梗死。

2.颈外颈内动脉的吻合支 可存在于颈外动脉的面动脉与颈内动脉的眼动脉

支之间。枕动脉的脑膜支与大脑后动脉分支之间,颈外动脉的上颌动脉通过鼓室前动脉、脑膜中动脉与颈内动脉的颈鼓室动脉及大脑中动脉分支之间均可建立侧支循环,有时可在脑血管造影中显示出来。

3.软脑膜动脉 在大脑前、中、后动脉的软脑膜分支之间也存在吻合支。这种吻合虽然不能建立颈内与颈外动脉之间的有效侧支循环,但在颈内动脉某一分支闭塞时,颇能发挥防止或减轻血供障碍的作用。总之,对于脑的血液供应及其障碍,不可机械地从一般解剖图谱所述的典型血管分布关系上去理解。解剖类型变异很多。实际上脑血管解剖结构的个体特点、侧支循环的建立以及脑血液循环的生理和病理生理因素等,对脑血管病变的发生和临床表现都有密切关系,应全面地予以分析和认识,才能有利于对患者的处理。

第三节 脑血管疾病的病因和危险因素

一、病因

脑血管疾病是血管源性脑部病损的总称。从病因上看,大多数是全身性血管和血液系统疾病的脑部表现,只有一小部分是脑血管的局部病损如先天畸形、创伤或肿瘤所致。如就造成脑血管病损的直接致病作用而言,脑血管疾病的病因,主要有以下 10 种。

1.动脉硬化 是动脉的一种非炎症性、退行性和增生性的病变,导致管壁增厚变硬,失去弹性和管腔缩小,甚至完全闭塞,或易于破裂。有多种类型,其中与脑血管病密切相关的是:①动脉粥样硬化:主要累及大动脉和中等管径的动脉如冠状动脉、脑动脉和肾动脉。②高血压性细小动脉硬化:持续的高血压尚可促使中等动脉和大动脉内膜沉积,促进动脉粥样硬化,故两者常伴同发生。

2.动脉栓塞 来自心脏和大动脉或其他器官的不溶于血液中的栓子,随脑动脉进入颅内而阻塞脑的血液循环。

3.动脉炎 包括感染性如风湿、结核、梅毒、寄生虫等动脉炎,非感染性的结缔组织病性脉管炎、巨细胞动脉炎等。

4.发育异常 如先天性颅内动脉瘤、脑动静脉畸形。

5.血管损伤 颅脑损伤、手术、插入导管、穿刺等直接损伤。

6.心脏病 除瓣膜病变易发生心源性栓子外,心律失常、心肌梗死亦可影响脑血液循环,导致脑卒中。

7.血液病和血液流变学异常　如白血病、严重贫血、红细胞增多症、血液凝固状态改变、血黏度异常等。

8.代谢病　糖尿病、高脂血症可促进或造成动脉硬化等血管损害。

9.药物反应　过敏、中毒,影响血液凝固,伴发血管改变等。

10.肿瘤　血管肿瘤、肿瘤并发血管病变。

二、危险因素

脑血管病的病因如此之多,但其中最主要的动脉硬化,其本身的病因尚未阐明。由此可见,企图消除病因以防治脑血管病,在现阶段的医疗实践中,尚难以达到。近代流行病学调查研究证明,一些因素对脑卒中的发生有密切的相关关系,被认为是本病的致病因素,又称危险因素。危险因素可分两类,一类是无法干预的,如年龄、基因遗传等,而另一类是可以干预的。如对其中一些确定的,可改变的危险因素,予以有效的干预,则脑卒中的发病率和死亡率就能显著降低。我国近年来在城市和农村广泛进行的神经流行病学调查和病例对照调查分析,对这些危险因素获得了进一步的了解。

1.年龄与性别　脑卒中的发病率、患病率和死亡率均随年龄的增长而增高。尤其是 55 岁以后至 75 岁各年龄组中,增高更为明显,几乎呈对数直线上升。年龄的增长确是脑卒中的一种不可干预的危险因素,足以说明脑卒中是 55 岁以上人群中应予重点防治的疾病。与冠状动脉硬化性心脏病不同,脑卒中的发病在两性别间无明显差异。

2.脑血管病家族史　近代遗传学研究者多数认为有关脑血管病的遗传因素属多基因遗传,其遗传度受环境等各种因素的影响很大。有的研究显示本病患者的父母死于脑卒中者比对照高 4 倍。我国调查表明直系亲属中有脑血管病史的人患脑卒中的机会多(相对危险度 3.55,$P<0.005$),家族遗传因素有非常显著意义。

3.高血压　高血压是最重要的脑卒中危险因素。不论年龄和性别以及何种卒中类型,血压与卒中的发生均呈正比相关关系。国内资料示卒中发病前有高血压病史者占 42.4%,发病后体检时血压增高者占 63.9%。无论收缩压或舒张压增高均可增加发生脑出血和脑梗死的危险性。本因素的相对危险度为 18.18($P<0.005$)。说明高血压与脑卒中的发病有非常密切的关系。有报告,一组 60 岁男性老年人仅收缩压为 $\geq$21.3kPa(160mmHg)而无糖尿病、吸烟史和血脂异常,随访 8 年内有 20% 发生缺血性卒中。

4.低血压　突发的血压明显降低,如见于心搏骤停、大量失血等,可能促发脑梗死。但经常性低血压尚未能被证实是脑卒中的一种危险因素。

5.心脏病　许多研究已证实伴有心脏病可增加脑卒中的危险性,包括风湿性、缺血性等心脏病和二尖瓣脱垂、心脏黏液瘤等病变。尤其以伴发亚急性细菌性心内膜炎和心律失常时,发生卒中的机会更大。国内调查结果显示患有心脏病者发生脑卒中的相对危险度为 9.75,伴无症状的心脏异常,仅在体检时发现心脏扩大、心脏杂音、心律失常等体征者发生脑卒中的相对危险度为 5.44。病例对照分析均有显著的统计学意义($P < 0.05$)。

6.眼底动脉硬化　国内外调查资料均表明伴有眼底动脉硬化者发生脑卒中的危险性显著增加,其硬化程度越高,危险度越大,合并高血压者差别更为明显。评估眼底动脉硬化的程度,需按统一的分级标准。

7.糖尿病　糖尿病患者发生脑卒中的危险性比血糖正常者增高约一倍。糖尿病对脑血管的致病影响不如其对周围血管的作用明显,而且糖尿病患者常伴有其他疾病,如高血压、动脉粥样硬化、心脏病等,但研究表明糖尿病仍然是发生脑卒中的一种独立的危险因素。

8.高脂血症　高胆固醇血症与动脉粥样硬化和缺血性心脏病的发生密切相关。历来被认为与脑血管病也会有关系。但是,各家研究至今尚不能肯定发生脑卒中与不发生者之间同血胆固醇含量有何相关。近年来,有研究者认为低密度脂蛋白的增高和高密度脂蛋白的降低可能影响脑卒中的发生。

9.血液学因素　血液病和血液流变学异常无疑是促发脑卒中的重要危险因素。有时不少血液病可为脑卒中的直接病因,如真性红细胞增多症时血细胞比容增高促发脑血栓形成,白血病并发脑出血都是临床熟知的实例。但是正常范围内的血细胞比容改变与脑卒中密切相关则是晚近才阐明的事实。血细胞比容在一定范围内与脑血流量呈直线型负相关。血细胞比容增高将同时升高血的携氧能力和黏度,前者降低血流量,后者影响脑的微循环。这些改变都将促进血栓形成,增高脑卒中的危险度。

10.无症状性颈动脉杂音　颈部听诊可能听到颈动脉起源处有杂音,见于任何年龄,不一定有临床症状。年轻者提示血流速度增快,年老者可能是因动脉变窄,在 45 岁以上年龄组中,约有 5% 的无症状杂音。随访研究表明有杂音组和无杂音组的脑卒中发生率分别为 14% 和 3.6%。因此,在中老年人中出现无症状颈动脉杂音应被视为是一种脑卒中的危险因素。

11.吸烟　吸烟有害健康,特别是与癌症、冠心病、气管炎等病的发生密切有关。与脑卒中的关系亦已肯定。近代研究发现长期吸烟者与对照组相比,脑血流量明显降低。可能有加速脑动脉硬化,减低脑血管的舒缩功能等不良影响。国内研究表明吸烟是脑卒中的一种轻度危险因素(相对危险度为2.1)。

12.肥胖　肥胖历来被视为卒中患者的常见体型,但近代深入研究认为肥胖与高血压、高血糖可能有关。如排除高血压、高血糖的影响,肥胖本身不能被证实是脑卒中的危险因素。

13.口服避孕药　虽然有很多文献报道认为口服避孕药显著增高育龄妇女的脑卒中发病率,但因药物的组成、剂量、服用时间的长短,服用者的年龄、体质等因素众多易变,难以形成严格的对照研究,所以口服避孕药与脑卒中的关系究竟有多大,还不很明确。目前比较一致的倾向是对年龄偏大、血压偏高、有偏头痛病史、吸烟史和其他危险因素者,不推荐口服避孕药特别是雌激素含量较大的药品,而以采用其他避孕方式为宜。

14.饮食因素　主要指摄盐量、肉类和含饱和脂肪酸的动物油食用量等。国内调查提示每日摄盐量、食肉量偏多者,对脑卒中的发生有显著性意义。摄盐量增高可引起高血压则是早已证明的事实。但是饮食调查受众多因素的干扰,很难精确。所得资料,矛盾很多。如以肉食为主的蒙古族、摄盐量很高的维吾尔族(喜饮加食盐的奶茶),其脑血管病发病率并不比其他民族或地区为高。这说明各地区、各民族的饮食习惯,内容差别极大,其中包括许多需要进一步研究的因素。但是,大多数研究者认为,高盐、高肉类、高动物油的摄入,是促进高血压、动脉硬化的因素,因此对脑卒中也将是不利因素。

15.其他因素　还有许多因素与脑卒中的关系曾被人加以研究。如酗酒、过高热量饮食、软质饮用水、饮咖啡、饮茶、体力活动量、心血管系统创伤性检查等,多数尚未能被认定是脑卒中的危险因素。其中长期大量酗酒、血管造影创伤可能是促发脑卒中的危险因素。国内研究已证明饮茶与脑卒中的发生无关。

1985年我国从大量神经流行病学调查资料中,对可能影响脑血管病发病的19个项目,应用数量化理论进行了综合评定、筛选。按偏相关系数顺序列出以下9项因素:①眼底动脉有硬化;②有高血压病史;③体检时有高血压;④有心脏病史;⑤家族有脑血管病史;⑥有吸烟史;⑦体检示心脏异常;⑧饮食偏咸;⑨家族有高血压病史。作为实际工作中综合评判某一调查对象有无脑卒中"危险"的定量依据,按单因素统计分析的结果发现:年龄、高血压、心脏病、眼底动脉硬化相对危险度高,是脑卒中重要的危险因素。遗传、吸烟、酗酒、咸食对脑血管病的发生也有一定的作用。

第四节　脑卒中的发病机制

脑神经元的代谢需求远较其他组织为高,而能源的贮存极为有限,需靠不间断的血液循环随时供应。发生脑卒中的最后原因是神经元的代谢需求与局部血循环所能提供的氧及其他营养物(主要是葡萄糖)之间骤然供不应求所致。局部血循环的紊乱可能来自供应血管的破裂而出血,更为常见的则是血管的狭窄、闭塞而使血流中断。出血点如位于脑内,则形成或大或小的血肿即脑出血,如位于脑室内或蛛网膜下腔,则血液与脑脊液混合流散,形成脑室内出血或蛛网膜下腔出血。因血管闭塞致供应区缺血而超过一定时限后,即发生脑梗死,其病灶中央部神经元坏死,周边部存在神经元尚可恢复的缺血半暗带。梗死灶的大小和可逆程度,取决于闭塞动脉口径的大小和侧支循环建立时间的有效性。动脉闭塞的病理基础可能是较大动脉的粥样硬化和血栓形成(血栓性脑梗死或称脑血栓),来自心脏或大血管栓子的栓塞(栓塞性或血栓栓塞性脑梗死,或称脑栓塞);或是小动脉(口径为 $2\sim100\mu m$)的退行变性(高血压、糖尿病、脉管炎等所致)。但在个别患者脑中,出血与缺血性病损可能先后或同时发生而并存。血流动力学因素如血压的突然升高或降低、血流速度的缓慢和血液流变学因素如血红细胞增多、血小板聚集性及血液黏度增高或降低,常成为脑卒中发病的激发机制。而另一方面,机体的代偿保护性机制,如脑血流量的自动调节、侧支循环的开放、血液流变学因素的代偿调节,均有助于限制甚至避免脑卒中的发生(图 1-14)

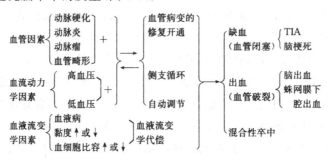

图 1-14　脑卒中的发病机制

第五节　脑血管疾病的分类

随着对脑血管疾病的病因、病理、发病机制、临床、实验室和仪器检查诸方面的长足进步,脑血管病的分类也不断发展,日臻完善,以适应临床和研究工作的需要。1986 年,中华医学会第二次全国脑血管病学术会议修订发表的《脑血管疾病分类草案》,将各种病因的脑血管病(包括脑卒中),参照世界卫生组织《国际疾病分类》共分为十二大类。1995 年中华医学会第三次全国脑血管病学术会议再次修订。

一、Whisnant 的脑血管疾病分类

1990 年,以 Whisnant JP 为主席的、美国国立卫生研究所下设的、国立神经疾病与卒中研究所领导的一个专门委员会发表了一份《脑血管疾病分类(第三版)》。该分类按以下七个方面,即临床障碍、病理学、危险因素与预防、临床评检(病史、体格检查)、实验室和仪器评检(包括各种特殊检查)、卒中后患者状况及解剖学(血管、脑、脊髓)等对脑血管疾病进行了当代最为全面而详细的分类。但在日常临床工作中应用,则失之繁琐。本节仅将该分类的第一方面即临床障碍节详细介绍,以便与我国现行的《分类方案》相互参照、应用。

1.无症状型　包括:①血管病性脑部或视网膜症状者;②局灶脑功能紊乱,常见于短暂脑缺血发作。

2.脑卒中　包括脑梗死、脑出血和蛛网膜下腔出血。

(1)时相

1)好转型:卒中后病情进行性好转、缓解。

2)恶化型:卒中后病情进行性恶化,相当于进展型卒中。恶化的时间可持续数分钟、数小时或更长,又分为渐进型、阶梯型、波动型恶化等病程类型。

3)稳定型:卒中后神经缺损症状在一段时间内(分类诊断时应注明具体时间)少有变化,相当于旧分类名词的"完全型卒中"。如缺损持续超过 24h 而又在 1～3 周内消失,亦称为可逆性缺血性神经功能缺损(RIND)。

(2)卒中的类型

1)脑出血:又分基底节区、丘脑、壳核、脑叶、小脑、脑桥等部位的出血。

2)蛛网膜下腔出血:原发性、非损伤性蛛网膜下腔出血的常见病因为动脉瘤破裂,其他病因为动静脉畸形(AVM)和新生物,有 10%～15%的病例查不出病因。

3)脑动静脉畸形(AVM)所致颅内出血:AVM 可引起脑内、蛛网膜下腔或两者混合存在的颅内出血。

4)脑梗死:①缺血性梗死:包括血栓性、栓塞性、血流动力性脑梗死,因供应脑局部的某段动脉已有严重狭窄或闭塞而当全脑血液灌流严重降低(例如心输出量

降低)时侧支代偿血流不足所致。脑梗死通常考虑为粥样硬化血栓性、心源栓塞性和腔隙性。但有30％～40％的脑梗死患者在临床上不易分清为哪一类而被称为难分类型脑梗死。粥样硬化血栓性脑梗死因硬化斑增大而使动脉管腔严重狭窄或在其上附加血栓而引起,另一方式为斑块或血栓碎片形成栓塞造成梗死(动脉栓子)。心源栓塞性脑梗死产生栓子的心脏情况有心房颤动或扑动、近期的心肌梗死、充血性心力衰竭、瓣膜病变等,周围静脉血栓可成为右心左心瘘管所致经心脏性脑栓塞的栓子来源(反常性栓子)。②腔隙性脑梗死:由小穿通动脉病损所致脑深部的微小梗死,其直径一般不超过1.5cm。

(3)按病理、病因,定位症状和体征:通常按脑血液供应来归纳脑梗死的定位症状和体征而分为颈内动脉、大脑中动脉、大脑前动脉、椎-基底动脉系统(椎动脉或小脑后下动脉、基底动脉、大脑后动脉)等类型的脑梗死及综合征。

3.血管性痴呆　单个大块的,或多个较小的梗死灶致使大量脑组织损害,无疑都可造成认知能力衰退,然而血管疾病作为痴呆病因的发病频率,在认识上仍有分歧。痴呆和卒中一样,其发病率随着老龄化而增高,痴呆患者常伴有脑梗死是不足为奇的。多发脑梗死可能导致血管性痴呆。单个的小梗死一般不会成为痴呆的原因。由于慢性缺血而无脑梗死就能造成痴呆的概念,至今尚无证据予以支持。

4.高血压脑病　应与脑卒中(通常是指脑内出血)相区别。主要发生于慢性而未能很好控制的高血压患者。发病时舒张压常高于17.3kPa(130mmHg)。头痛、意识障碍、视乳头水肿等常较神经缺失体征为明显。颅内、脑内并无大片出血。脑血管疾病分类的病理学基础,包括心血管(动脉、静脉、毛细血管)的病理、病因和脑的病理、病因两方面。血管病变的原因有:①先天性、遗传性发育异常;②动脉粥样硬化;③高血压;④动脉栓塞;⑤动脉炎和脉管炎;⑥中毒、代谢和系统性疾病;⑦创伤和物理因素;⑧新生物;⑨淀粉样变性血管病,散见动脉病(纤维肌发育不良、闭塞性脉管炎、动脉壁层出血)。脑的病理改变可归纳为:①脑梗死(皮质下囊性小梗死,直径<1.5cm者,通常称为腔隙);②脑出血;③缺血性神经元坏死(常见原因为心脏停搏、系统性低血压及上述各种血管病病变所致);④缺血性白质脑病(皮质下动脉硬化性白质脑病伴有高血压、痴呆者称为Binswanger病)。一般缺血性白质脑病的原因可为:血管病变、心脏停搏、系统性低血压等。

二、国内现行通用的脑血管病分类

国内现行通用的脑血管病分类方法系以病理、病因相结合为基础,列于表1-1。

表 1-1　我国脑血管疾病分类草案

Ⅰ　颅内出血

(一)蛛网膜下腔出血

1.动脉瘤破裂引起:①先天性动脉瘤;②动脉硬化性动脉瘤;③细菌性动脉瘤

2.血管畸形

3.动脉硬化

4.颅内异常血管网症

5.其他

6.原因未明

(二)脑出血

1.高血压脑出血

2.继发于梗死的出血

3.肿瘤性出血

4.血液病引起

5.动脉炎引起

6.药物引起(抗凝剂、血栓溶解剂如尿激酶等)

7.脑血管畸形或动脉瘤引起

8.其他

9.原因未明

(三)硬膜外出血

(四)硬膜下出血

Ⅱ　脑梗死(颈动脉系统及椎-基底动脉系统)

(一)脑血栓形成

1.动脉粥样硬化引起

2.各类动脉炎引起

3.外伤性及其他物理因素

4.血液病如红细胞增多症等

5.药物

6.其他原因

(二)脑栓塞

1.心源性

2.动脉源性

3.其他(脂肪栓、气栓、瘤栓、寄生虫栓、静脉炎栓等)

(三)腔隙性脑梗死

(四)血管性痴呆

(五)其他

Ⅲ　短暂性脑缺血发作

(一)颈动脉系统

(二)椎-基底动脉系统

Ⅳ　脑供血不足

Ⅴ　高血压脑病

Ⅵ　颅内动脉瘤

(一)先天性动脉瘤

(二)动脉硬化性动脉瘤

(三)细菌性动脉瘤

(四)外伤性假性动脉瘤

(五)其他

Ⅶ　颅内血管畸形

(一)脑动静脉畸形(AVM)

(二)海绵状血管瘤

(三)静脉性血管畸形

(四)Galen 静脉瘤

(五)颈内动脉海绵窦瘘

(六)毛细血管扩张症

(七)脑面血管瘤病

(八)颅内颅外血管交通性动静脉畸形

(九)其他

Ⅷ　脑动脉炎

（一）感染性动脉炎

（二）大动脉炎（主动脉弓综合征）

（三）弥散性红斑狼疮性动脉病变

（四）结节性多动脉炎

（五）颞动脉炎

（六）闭塞性血栓性脉管炎

（七）钩端螺旋体动脉炎

（八）其他

Ⅸ　脑动脉盗血综合征

Ⅹ　颅内异常血管网症

Ⅺ　颅内静脉窦及脑静脉血栓形成

（一）上矢状窦血栓形成

（二）直窦血栓形成

（三）横窦血栓形成

（四）其他

Ⅻ　脑动脉硬化症

第六节　脑血管疾病的诊断

　　脑血管病的诊断应从临床评估和选用特殊检查两个方面来进行。力求查明：①患者的状态和病程；②脑部病损的部位（病灶定位、范围大小、数量）；③脑病理性质（出血、梗死或混合存在）；④血管病损的部位（大动脉、小动脉、分支、数量）；⑤可能的病因（表 1-2）。

表 1-2　各类脑血管疾病诊断要点

（一）缺血性脑血管疾病

1.短暂性脑缺血发作

(1)为短暂的、可逆的、局部的脑血液循环障碍,可反复发作,少者1～2次,多至数十次,多与动脉粥样硬化有关,也可以是脑梗死的前驱发作。

(2)可表现为颈内动脉系统和(或)椎-基底动脉系统的症状和体征。

(3)每次发作持续时间通常在数分钟至1h,症状和体征应该在24h以内完全消失。

2.脑血栓形成

(1)常于安静状态下发病。

(2)大多数无明显头痛和呕吐。

(3)发病可较缓慢,多逐渐进展,或呈阶段性进展,多与脑动脉粥样硬化有关,也可见于动脉炎、血液病等。

(4)一般发病后1～2d内意识清楚或轻度障碍。

(5)有颈内动脉系统和(或)椎-基底动脉系统症状和体征。

(6)腰穿脑脊液一般不含血。

(7)鉴别诊断困难时如有条件可作CT或MRI等检查。

3.脑栓塞

(1)多为急骤发病。

(2)多数无前驱症状。

(3)一般意识清楚或有短暂性意识障碍。

(4)有颈动脉系统和(或)椎-基底动脉系统的症状和体征。

(5)腰穿脑脊液一般不含血,若有红细胞可考虑出血性脑梗死。

(6)栓子的来源可为心源性或非心源性,也可同时伴有其他脏器、皮肤、黏膜等栓塞症候。

4.腔隙性梗死

(1)发病多由于高血压动脉硬化引起,呈急性或亚急性起病。

(2)多无意识障碍。

(3)腰穿脑脊液无红细胞。

(4)临床表现都不严重,较常见的为纯感觉性卒中、纯运动性轻偏瘫、共济失调性轻偏瘫,构音不全手笨拙综合征或感觉运动性卒中等。

(5)有条件时应进行CT或MRI检查,以明确诊断。

(二)出血性脑血管病

1.脑出血好发部位为壳核、丘脑、尾状核头部、中脑、脑桥、小脑、皮质下白质即脑叶、脑室及其他。主要是高血压性脑出血,也包括其他病因的非外伤性脑内出血。高血压性脑出血的诊断要点如下:

(1)常于体力活动或情绪激动时发病。

(2)发作时常有反复呕吐、头痛和血压升高。

(3)病情进展迅速,常出现意识障碍、偏瘫和其他神经系统局灶症状。

(4)多有高血压病史。

(5)腰穿脑脊液多含血和压力增高(其中 20％左右可不含血)。

(6)脑超声波检查多有中线波移位。

(7)鉴别诊断有困难时若有条件可作 CT 检查。

2.蛛网膜下腔出血主要是指先天性脑动脉瘤破裂、脑血管畸形和脑动脉硬化出血等引起。

(1)发病急骤。

(2)常伴剧烈头痛、呕吐。

(3)一般意识清楚或有意识障碍,可伴有精神症状。

(4)多有脑膜刺激征,少数可伴有脑神经及轻偏瘫等局灶体征。

(5)腰穿脑脊液呈血性。

(6)脑血管造影可帮助明确病因。

(7)有条件时可进行 CT 或 MRI 检查。

(三)高血压脑病

有高血压病史,发病时常有明显的血压升高,特别是舒张压,常伴有头痛、呕吐、意识障碍、抽搐、视乳头水肿等症状和体征。

1.临床评估 主要依据详细准确的病史和全面的体格、神经系统检查。病史需直接向患者或目睹发病的护送者采取。详细了解病史通常已能初步判断患者是否发生了脑卒中和卒中的可能类型、病程、病期,以及原有的、并发的或伴发的其他有关疾病。体格检查需全面进行但重点在于发现有无心血管疾病的证据。神经系统检查则有助于脑部病损的定位。颈部动脉的扪诊,对诊断并无帮助。有时还可能引起心率的改变甚至栓子脱落。颞浅动脉的扪诊或有助于动脉炎的诊断。血管听诊可能在锁骨上窝、颈部、颅外、眼部发现杂音而提示动静脉瘘、AVM、动脉狭窄,但常有伪差,高度狭窄的动脉往往不产生杂音。眼底镜检查可直接观察到眼底视网膜的小血管。视网膜中央动脉是颈内动脉的直接分支,其直径约为 $200\mu m$。仔细检查眼底可能见到高血压动脉改变、视乳头水肿、微栓子、缺血或出血性视网膜病变。

2.特殊检查　诊断脑血管病,特别是脑卒中患者时,常常需要选用各种特殊检查。下列检查可结合临床需要而选用或列为常规检查。

(1)实验室检查:应常规检查尿分析包括尿糖定性。血常规化验,并加作血沉、血细胞比容、血小板计数。通常还需进行血液生化检查,包括血糖、血脂[总胆固醇、高和低密度脂蛋白胆固醇、三酰甘油(甘油三酯)、载脂蛋白 A1 和载脂蛋白 B]、蛋白电泳、肝功能、肾功能、电解质(Na^+、K^+、Cl^-、HCO_3^-)。对出血、凝血时间不正常者加有关凝血因子和其他血液学、血液流变学检查。必要时选作血清梅毒反应。脑脊液测压和化验,过去曾列为常规,现仅在脑成像(CT、MRI)已经或不能进行后,或疑为蛛网膜下出血时,方可慎重选择。

(2)电生理学检查:常规脑电图、肌电图检查对脑卒中的诊断,并非必需。但是,有 TIA 发作史者,脑电图、脑电地形图、脑电功率频谱分析、听觉和体感诱发电位等电生理学常规性和系列性检查可提供重要的鉴别诊断信息。

(3)心血管系统检查:对脑血管病患者和卒中患者,只要病情允许,都应当进行标准的心电图和 X 线胸片检查。必要时还应选用心脏和颈部大血管的超声检查、放射性核素检查、心电图监测等特殊检查。对诊断不明确、血压波动大的高血压患者,应定期复查,甚至连续监测血压,以求明确诊断和病情,并采取有效治疗。

(4)脑成像检查:随着 CT、MRI 的发明和逐渐推广,脑成像检查业已成为脑血管病和卒中患者最有效、安全而精确的特殊检查方法。简易的头颅 X 线平片、脑中线超声波测定,复杂而有损伤性的脑室造影,间接了解脑损害而进行的损伤性脑血管造影现已都被取代。脑成像对颅内的出血、梗死病灶能直接、精确地显示其部位、范围、数量。新型高分辨率机器和对比剂的应用如 CT 的泛影葡胺增强,Gd-DTPA 的 MRI 增强,则使脑成像检查的精确度更提高一步。

(5)血管检查:超声技术的精湛进步,使得颈部和颅脑血管的非损伤检查成为脑血管病诊断的重要特殊检查法之一。利用超声波能穿透组织而又能返折的特性,已广泛应用于血管壁的结构和病灶的成像和血流流量、流速的检测,相当精确地了解颅内、外动脉血管的结构与功能,评估侧支循环状态。目前临床上最为常用的血管超声检查是颈部大动脉的多普勒超声检查和经颅多普勒超声检查(TCD)。前者可显示颈内动脉和椎动脉管壁的形态和病变。后者利用低频脉冲多普勒超声穿过颞骨鳞部、眼眶和枕大孔,可直接测定 Willis 颅底动脉环各个分支血流的流速、流量和流向。对颅内动脉分支的血管痉挛和侧支循环状态的检测提供无损伤性的血管检查法。对脑血管病变的脑成像超声波等非损伤性检查方法,虽取得很大的成功,但迄今为止尚不能完全取代经典的脑血管造影术。为求更为清晰而精确地显示颅内、外的大血管和小血管的形态与病变,而又求减轻损伤性脑血管造影术带给患者的痛苦和危险,动脉穿刺术已为经皮导管法的应用取代。近代数字减影血管造影(DSA)的发明和推广,已逐渐使血管造影术的损伤性大为减少,且能精确显示血管本身的病变如阻塞、动脉瘤、AVM 等。

(6)脑血流和脑代谢检查:脑血管病和脑卒中的病理生理基础是脑局部血流量和代谢的障碍。现代已有一些方法如正电子断层扫描(PET)、单光子断层扫描(SPECT)和氙核素测定局部脑血流量等。这些方法和仪器,虽能在卒中患者的脑部测得有关局部脑血流量、脑氧代谢率($CMRO_2$)、氧摄取成分(OEF)、脑血容量(CBV)和脑葡萄糖代谢率等分布和定量资料,了解脑缺血后一系列病理生理过程,但还不能区别缺血病灶的可逆性或不可逆性,对预后和治疗效果也不能提供确切的信息,只能作为研究的手段而不能作为临床诊断的常规检查方法。

第七节　脑血管疾病的防治和康复

1.预防　各种脑血管患者在发生卒中之前,大都并无严重的临床表现。一部分可出现短暂脑缺血发作或脑动脉硬化症的症状或体征。如一旦发生卒中,不论是出血性、缺血性或是混合性的,迄今均缺乏确定有效的疗法,有较高的病死或致残率。防治的原则应为及早检查,发现各种卒中危险因素存在时,按照不同的严重程度,坚持进行干预,力求防止或推迟卒中的发生。重点措施如下。

(1)对 35 岁以上人群定期推行简要的体检和化验,着重了解:①血压。②有无下列疾病:高血压、TIA、糖尿病、心脏病。③体质指数:体重/身高^2(kg/m^2)。④血脂,特别是高密度脂蛋白、胆固醇的量及其与总胆固醇的比值。⑤有无吸烟、酗酒的习惯。

(2)对有一种或多种卒中危险因素阳性者,列为监测对象,进行强化宣传教育、定期随访和予以针对性干预。

(3)对已确诊高血压病者,收缩压≥21kPa(160mmHg)和(或)舒张压≥12.6kPa(95mmHg)必须进行规范化的抗高血压治疗,定期复查巩固疗效。避免治疗时轻时重,不规则用药和血压高低波动。对临界高血压者,即收缩压 18～20kPa

(135～150mmHg)和舒张压 12～12.5kPa(90～94mmHg)，参照年龄，有无高血压病直系亲属家族史、高血压过去史，有无其他危险因素等情况，加强随访，定期复查再决定治疗方案。

(4)对已确诊或拟诊为短暂脑缺血发作者，应重点干预定期随访治疗。

(5)脑血管病与心血管疾病有相关性，糖尿病与缺血性卒中的发病有非常显著的关系。故对有糖尿病、冠心病、高血压心脏病者除应接受有关专科的治疗、监测外，同时也应列为卒中防治的重点干预对象，给予类似防治 TIA 同样的或适合的干预。

(6)监测血脂。血总胆固醇和三酰甘油水平与脑卒中之间有无直接的关系，迄无定论。据新近有关这方面的研究认为高密度脂蛋白、胆固醇的水平(定量及与总胆固醇的比值)不论过低或过高都有可能是卒中的危险因素。其正常范围视化验室和性别而定，一般定量为 0.5g/L(50mg％)。

(7)对有吸烟、酗酒习惯，特别是合并有其他因素者，宜规劝其戒除，或逐步减量直至戒除。

(8)对饮食偏咸、过腻的中老年人，建议改善饮食结构，保持清淡、多蔬菜水果、勿过饱等良好习惯。

(9)体力活动过少、体质指数过高(正常范围为 21～25)者宜鼓励其适当增加体力活动，多从事力所能及的轻微劳动或锻炼，保持适当的体质指数。

(10)对有多种危险因素合并存在者，应列为特别重点的干预对象。除加强对上述各项针对性措施外，还要注意保持心情舒适，切忌激动、暴怒，防治便秘，避免过劳、突然用力、负重、脱水等卒中诱发状况。

2.急性卒中处理的基本原则　是在抢救患者生命的同时，力求及早明确诊断卒中的类型和可能的病因，以便进行有针对性的措施和病因治疗。以下一般处理，适用于大多数各种类型的急性期卒中患者。

(1)保持安静：起病初期应尽可能避免搬动，特别是颠簸转运患者和进行非急需的检查。一般认为出血性卒中起病后需完全卧床，避免活动至少 1 个月，以后视病情而逐渐恢复活动。

(2)保持呼吸道通畅：间歇吸入含氧空气。意识障碍、呼吸不畅者及早采用插管或气管切开术。保持呼吸道通畅，实为抢救成败之关键。

(3)严密观察，加强护理：按病情轻重缓急，定时观察意识、瞳孔、体温、脉搏、呼吸和血压。定期翻身、吸痰，清理大小便和衣褥，保持患肢的功能位置等良好的基本护理，对治疗卒中患者，其重要性决非次于打针、服药和手术。就防止压(褥)疮、肺炎、尿路感染等并发症而言则更为重要。

(4)调控血压:不论原有或无高血压病,卒中起病后,一般都有血压偏高或波动。急性期不宜过度过速降低其血压。除非收缩压高于 27.0kPa(200mmHg),才需逐渐降压,并调控在临界高血压范围内,而不宜降至正常血压水平以下。

(5)保持营养和水电质平衡:对昏迷、重症患者可禁食 1～2d。适当补充液体。鼻饲或静脉补液,不可过多过快,每日入量不宜超过 2500ml。应用脱水、利尿药时另作计算,以维持正常尿量和尿比重为宜。按化验指标维持水电解质和酸碱平衡。急性期不可多用高渗或等渗葡萄糖静注,以免加重脑损害。以流质饮食鼻饲保持入水量、热量和电解质平衡较为稳妥。

随着康复医学的进展,康复治疗应从起病到恢复期,贯穿于医疗护理各个环节和全过程中。急性期内保持安静不等于完全制动、长期卧床。一旦病情稳定和允许,就应积极而系统地进行患肢运动和言语功能的锻炼和康复治疗,力求使能存活的卒中患者有更好的处境。

第二章　脑血管病

第一节　脑梗死

一、脑梗死的病因

脑梗死的病因以血管为中心,可以分为血管壁病变、血液成分及血流变学的改变和血流动力学改变等。

(一)血管壁病变

脑梗死的主要原因是动脉血管壁发生了病理变化,人类的动脉壁硬化包括 3 种病变类型:①动脉粥样硬化,常见于中、大动脉,在脑血管见于颈总动脉、颈内动脉、椎-基底动脉、Willis 环及其主要分支。②动脉中层钙化,多在肢体发生,脑动脉少见。③小动脉硬化,可发生于各个器官的小动脉,脑内的小动脉也常见。

以下主要描述动脉粥样硬化和小动脉硬化。

1.动脉粥样硬化　动脉粥样硬化是严重危害人类健康的常见病变。本病的发病率在我国有明显增加的趋势。尸检结果发现,在 30 岁的人群中就已存在增龄性的动脉硬化;在 40~49 岁的人群中,冠状动脉和主动脉粥样硬化病变的检出率分别为 58% 和 88%,并随年龄增长而增加。脑动脉粥样硬化较身体其他部位的动脉发生晚些,在 40 岁以后才出现斑块。病变以 Willis 环和大脑中动脉最显著,颈内动脉和椎-基底动脉的粥样硬化也相当常见。

(1)原因与发病机制:与动脉粥样硬化相关的危险因素有高血压、高血脂、高血糖、高龄、吸烟、遗传等。另外,近年研究者们发现溶血磷脂酸增多、胰岛素原增多、某些病原菌感染、高尿酸血症等因素亦可能与动脉粥样硬化性疾病的发生有一定的关联。动脉粥样硬化的发生机制主要是两种学说。

1)脂源性学说:脂源性学说是关于动脉粥样硬化成因的最早和最流行的理论,此学说基于高血脂与本病的因果关系。脂蛋白(a)在血管内皮下定位与停留是其引起单核细胞移行、脂蛋白氧化、泡沫细胞形成、平滑肌细胞增殖的前提条件。由中性粒细胞分泌的某些物质能促进脂蛋白(a)结合于内皮细胞基质,增强脂蛋白(a)在血管内皮的存留。大量脂蛋白(a)停留聚集于血管壁造成一种抗纤溶环境,促进泡沫细胞形成,这些细胞聚集即形成动脉粥样硬化早期的表现即脂纹。同时,平滑肌细胞摄取大量的脂质形成肌源性泡沫细胞。这些泡沫细胞最后坏死并脱落,内膜严重受损,使大量血脂得以进入内膜下,进一步引起巨噬细胞的吞噬反应和动脉平滑肌细胞的增生,胶原纤维不断增加及玻璃样变,逐渐形成斑块。此外,脂蛋白(a)和低密度脂蛋白作用于内皮细胞,引起内皮细胞功能障碍,并干扰纤溶系统的平衡,均在动脉粥样硬化形成中起重要作用。

研究表明血浆胆固醇(特别是低密度脂蛋白)与动脉粥样硬化性血栓性脑梗死有关,应用降脂药物治疗胆固醇升高的个体,颈动脉厚度和脑卒中发病率下降。在动脉疾病中对低密度脂蛋白水平显著和中等程度升高者进行降脂治疗,其益处十分明显;这些发现也适用于动脉粥样硬化血栓性脑梗死的预防。

2)损伤应答学说:1976 年 Ross 提出动脉粥样硬化斑块形成至少有两个途径,一是各种损伤的原因如机械、低密度脂蛋白、高半胱氨酸、毒素、病毒等引起内皮细胞损伤,使之分泌生长因子,并吸引单核细胞黏附于内皮细胞。单核细胞迁移入内皮细胞下间隙,摄取脂质,形成脂纹,而后脂纹直接演变为纤维斑块;或因内皮细胞脱落而引起血小板黏附,而血小板、巨噬细胞及内皮细胞均可刺激动脉的中膜平滑肌细胞增生。二是内皮细胞受损,但不严重,内膜尚完整,则内皮细胞更新增加,并继续不断产生生长因子,从而刺激动脉中膜的平滑肌细胞迁移入内膜,这种相互作用导致纤维斑块形成,并继续发展。

动脉粥样硬化的炎性反应学说机制也类似于损伤应答学说的机制。

(2)发展过程和形态学改变:从动脉壁的年龄变化研究中发现,在胎龄 3 个月时,主动脉内弹力膜分层,中膜浅层的平滑肌细胞穿过弹力膜窗孔进入内膜,而后平滑肌细胞增生,产生胶原、弹性纤维及蛋白多糖。随着年龄的增长,内膜逐渐增厚。另外,在动脉叉或分支开口处常见小块白色增厚区称为内膜垫。内膜垫由平滑肌细胞、胶原纤维及蛋白多糖组成,可能是对血流剪应力的反映。动脉粥样硬化的发生与年龄的关系非常密切。动脉叉、分支开口及血管弯曲的凸面为粥样硬化的好发部位。

1)脂纹:是动脉粥样硬化的早期表现。肉眼可见主动脉的脂纹常见于主动脉的后壁及分开口处,为针帽头大小斑点及宽 1～2mm、长短不一的黄色条纹,不隆起或稍微隆起于内膜表面。镜下可见脂纹为大量的巨噬细胞和平滑肌细胞起源的泡沫细胞聚集,并隆起于内膜表面。泡沫细胞表面有丝状物,胞质内含有大量的小的脂质空泡、胆固醇和溶酶体,核呈卵圆形或肾形,异染色质呈块状紧靠核膜,偶见1~2个核仁。

2)纤维斑块:肉眼可见纤维斑块隆起在内膜表面呈灰黄色和白色。镜下见斑块表面为一层由大量平滑肌细胞、胶原纤维、弹性纤维、蛋白聚糖及细胞外脂质组成的纤维帽,其下为增生的平滑肌细胞、巨噬细胞、两种泡沫细胞、细胞外脂质及基质。

3)粥样斑块:肉眼可见其隆起于内膜表面,呈灰黄色的斑块。切面为纤维帽的瓷白色,深部为大量黄色的由脂质和坏死物质混合而成的粥糜样物质。镜下见老化的纤维帽和玻璃样变的胶原纤维,平滑肌细胞分散埋于细胞外基质之中。深部为大量无定形的坏死物质,内有细胞外脂质、胆固醇和钙化等。底部和边缘可见肉芽组织增生,外周有少许泡沫细胞和淋巴细胞浸润。中膜层因平滑肌细胞萎缩而变薄。外膜有毛细血管、结缔组织增生和淋巴细胞与浆细胞浸润。

4)其他:可见斑块破裂、斑块内出血、表面血栓形成、钙化以及动脉瘤形成等改变。出现以上一项或多项特点的被称为复杂性斑块。颈动脉和椎-基底动脉以及它们的分支也出现上述病变,并有不同程度的管腔狭窄、斑块内出血、溃疡及附壁血栓形成。

(3)结局:对脑血管病而言,动脉粥样硬化有以下结局。

1)较大的动脉,如主动脉、胸主动脉、腹动脉和颈总动脉形成夹层动脉瘤,导致管腔狭窄产生供血不足;或破裂导致大出血致死。

2)中等的动脉,如颈内动脉、椎-基底动脉及其主要分支的动脉粥样硬化斑块导致管腔狭窄和血栓形成,多见于动脉分叉处或转弯处。或者发生动脉瘤,如破裂则导致蛛网膜下腔出血。

3)动脉粥样硬化斑块脱落,发生栓塞。如进入脑动脉产生脑栓塞。

4)中等的动脉因粥样硬化产生管腔狭窄,严重者出现闭塞,导致短暂性脑缺血发作或脑梗死。

2.小动脉硬化　研究发现,30岁以上的人开始有轻度的小动脉硬化表现,并随年龄增大,发病率越高,病变程度越重;高血压患者组的小动脉硬化明显高于无高血压组。因此,年龄可促使小动脉硬化发生,而高血压是小动脉硬化的主要加重原因。

小动脉硬化与动脉粥样硬化不同的是无内膜类脂质沉积。在早期,小动脉管壁的中层平滑肌细胞增生,而后层及内膜出现胶原纤维增生及玻璃样变,并有玻璃样物质的沉积,产生脂质透明变性。因此,管壁逐渐变厚,管腔变狭窄甚至闭塞。

有的管壁还出现坏死,发生破裂。小动脉硬化的结局有 3 种。

(1)小动脉血管腔变狭窄,甚至闭塞,在脑内表现为腔隙性梗死或无症状性脑梗死。

(2)大脑皮质下小动脉硬化导致皮质下白质缺血性损害,引起慢性进展性痴呆的表现。

(3)管壁坏死,发生破裂从而导致脑出血。

(二)血液成分和血流变学的改变

1.血脂与脑梗死　众所周知,脂肪代谢异常对血管壁的损伤是动脉粥样硬化的一个重要的发病机制。许多研究表明,高血脂时体内自由基清除剂如超氧化物歧化酶(SOD)等活性降低,产生大量的脂质过氧化物,引起前列环素/血栓素 A_2(依前列醇/TXA_2)失调,血小板聚集性加强。释放 5-羟色胺(5-HT)等,并增强凝血活性。这些因素间又相互影响,损伤内皮细胞,刺激平滑肌细胞增生,形成泡沫细胞,从而奠定动脉粥样硬化的基础。众多研究指出,高脂血症患者合并高血压患者中,不但冠心病多见,颅内、外动脉粥样硬化也多见,而且可并发脑梗死和脑出血。单有高脂血症而无高血压时,脑外动脉粥样硬化多见,冠心病发病率高,而缺血性脑血管病较少发生;单有高血压而无高脂血症时,主要为脑内小动脉粥样硬化。最近研究认为高脂血症主要影响大的脑动脉,而高血压主要影响颅内小血管。胆固醇和胆固醇酯增高是构成粥样斑块的主要成分,而粥样斑块中的脂质主要来自血浆。此外,血浆中血脂含量的变化可影响血液黏稠度的高低,例如高脂血症患者的血液黏稠度明显增高。因此控制血脂浓度是预防动脉粥样硬化、防治脑梗死的根本措施之一。

2.红细胞与脑梗死

(1)血细胞比容:血液红细胞的数目是影响血液黏稠度的最主要因素。过多的红细胞会明显增加血液的黏稠度,并且血细胞比容与脑血流量呈负相关。当血细胞比容从 0.49 降至 0.42 时,全血黏稠度可降低 30%,同时脑血流量增加 50%,血带氧能力可增加 15%。反之,当血细胞比容或红细胞数增高时,则脑血流量降低。在病理情况下,当男性的血红蛋白大于 150g/L,女性大于 140g/L 时,发生缺血性脑血管病的机会增加 1 倍。真性红细胞增多症者的血液黏稠度增高,脑血流量减低,易发生脑梗死。

(2)红细胞变形性:它是决定血液黏稠度的另一重要因素。红细胞的变形能力降低,红细胞在微循环中相互冲撞和摩擦,且通过毛细血管网的时间明显延长,增加血液的黏稠度,影响微循环的正常功能。如镰刀细胞性贫血者的红细胞变形能力明显下降。红细胞在缺氧或血 pH 值低下时,其变形性亦低于正常。

(3)红细胞的大小和形态:红细胞的形态与血液黏稠度密切相关。红细胞的平均容积与血液黏稠度呈正相关,即红细胞的平均容积越高,血液黏稠度亦越高;反之则血液黏稠度越低。红细胞的体积增大,血液黏稠度亦增高。当血液处于低渗状态时,红细胞的体积可增大 30%,其双面的凹形因膨胀而变为球形,继而引起红细胞变形能力的下降。

(4)红细胞凝集性:在生理状态下,红细胞、血小板和血管内皮细胞都带有一定量的负电荷,使血细胞之间及血细胞与内皮细胞之间有相互排斥作用,也称为静电斥力,从而防止了血细胞间凝集或血细胞在损伤的血管内皮细胞黏附。当这些血细胞所带的负电荷减少或丧失,血细胞易发生凝集,或激活凝血系统,使血液处于高凝状态,易于形成血栓。

3.白细胞与脑梗死　在生理状态下,由于白细胞占血细胞的比例极少,一般不影响血液的黏稠度。但在病理条件下,白细胞发生改变,尤其释放活性物质时,导致红细胞和血小板的聚集,增加血液黏稠度。白血病、异常的白细胞明显增多时,也可增加血液的黏稠度。

在脑梗死发病过程中,白细胞有以下作用:①参与并促进动脉硬化的发展。在动脉硬化,尤其是动脉粥样硬化出现时,白细胞附着在内皮细胞和内皮细胞下间隙,促进动脉硬化的进展,同时,白细胞释放许多活性物质,促进血栓形成。②可以直接阻塞毛细血管产生无再灌现象。③参与形成继发性血栓。④释放许多活性物质参与病变组织的病理过程,如进一步促进血管内皮细胞、胶质细胞和神经细胞的坏死病变。

4.血小板与脑梗死　血小板主要通过自身变形性和聚集性的改变来增加血液黏稠度。血小板聚集后不同于红细胞,一般是不可逆性的。血小板聚集能促进血管内凝血和导致血栓形成,继而堵塞小动脉和毛细血管,增加血液的黏稠度,影响脑血流量。此外,血小板数量明显增多者的血液黏稠度明显增高。

5.凝血因子、抗凝系统与脑梗死　凝血系统内的凝血因子含量增多或功能亢进,或抗凝系统功能低下时,易发生脑血栓形成。

许多因素可促进凝血因子的激活。手术或外伤使组织损伤,组织因子进入血液循环,通过外源性凝血系统促使脑血栓形成。口服雌激素、人工瓣膜、心脏和血管表面上的某些成分、长链脂肪酸、腺癌分泌的黏液蛋白、癌组织等可影响凝血因子含量,促使内源性凝血系统被启动,导致脑血栓形成或栓塞。磷脂的促凝血活性作用是通过磷脂本身提供了催化表面,使各种凝血因子吸附其上以增加它们的相互作用,因此磷脂的催化作用至少在凝血的某阶段起决定性作用。所以,血液中的磷脂成分增多,如严重溶血时,红细胞膜上的磷脂大量释放可促进凝血作用。此外,先天性第Ⅴ因子增生症、肾病综合征等疾病导致凝血因子水平的增高或紊乱,这类人群的脑动、静脉血栓形成的发病率比正常人明显增高。血液中存在着许多抗凝血物质如抗凝血酶Ⅱ、抗凝血酶Ⅲ和肝素等,这些物质的减少可促进脑血栓形成。在各种抗凝血酶中,抗凝血酶Ⅲ的活力占所有各种抗凝血酶总活力的50%。抗凝血酶Ⅲ能中和大部分的凝血酶。所以,被认为是凝血酶的抑制物;之外,它还可以抑制含有以丝氨酸为活性中心的各种蛋白酶性的凝血因子如第Ⅶa、Ⅷa、Ⅸa和Ⅹa因子等。肝硬化、遗传性抗凝血酶缺乏症、口服避孕药时,血液抗凝血酶减少,脑梗死的发病率升高。

6.纤维蛋白原与脑梗死

(1)纤维蛋白原的功能和作用:纤维蛋白原即凝血因子Ⅰ,是脊椎动物在肝细胞合成、分泌的一种糖蛋白,半衰期为3～4天,其中80%存在于血浆中,血浆中纤维蛋白原的正常水平为2～4g/L。纤维蛋白原具有生理和病理双重作用,其最重要的生理功能是在凝血的最后一步,它在凝血酶作用下构象发生改变,从而聚合成不可溶的纤维蛋白,成为血栓和组织损伤部位纤维蛋白基质的主要成分,阻止损伤后的血液流失。

(2)纤维蛋白原下降对预防脑梗死的作用:大量相关的研究认为,血浆纤维蛋白原水平异常增高是动脉粥样硬化和血栓栓塞并发症的独立危险因素,与短暂性脑缺血发作和小的脑梗死关系密切。异常纤维蛋白原导致脑动脉系统血栓形成主要通过以下方面实现。

1)血浆纤维蛋白原水平增高,其代谢产物刺激血管平滑肌细胞向内膜迁移并增殖,导致血管壁增厚、硬化和管腔变窄;血浆纤维蛋白原及其代谢产物沉积于血管壁成为动脉粥样硬化斑块的成分;血浆高纤维蛋白原水平使斑块帽变薄,动脉斑块发生溃疡,启动血栓形成的过程。

2)纤维蛋白原分子大,在血浆中浓度高,而且有聚合作用,是除红细胞之外决定血液黏滞度的第二重要因素。血浆纤维蛋白原水平增高,可以改变血液黏滞度和血液流变学指标,导致脑卒中倾向的增加。

3)纤维蛋白原是促进血小板聚集最重要的血液成分。纤维蛋白原通过分子上含有的6个结合位点与毗邻的血小板上的受体结合,从而使血小板聚集性增高,促进血栓形成。

　　临床观察发现,有 TIA 或脑梗死病史的患者,再发脑卒中和急性心血管病的危险随着血浆纤维蛋白原水平的增高而线性增加。在临床上使用具有纤维蛋白原降解作用的药物能够明显降低血液流变学各项指标,降低或延迟 TIA 患者的复发,降低进展性脑梗死症状的严重程度。但是对于纤维蛋白原增高是作为脑卒中的病因还是结果仍存在一定的争论。

(三)血流动力学

　　1.血压　血压的变化直接影响着包括脑在内的全身组织器官的供血供氧。如前所述,脑循环对血压的变化有特殊的防御性反应机制。因为脑小动脉存在着自动调节功能,当血压在一定范围内出现升高或降低时,脑动脉则相应地出现反应性收缩或舒张,以保持脑血流的相对稳定,并由此维持脑血量的相对恒定。

　　但是,当血压的急性变化超过此效应的范围值时,可出现脑缺血性损伤或过度灌注性脑水肿的表现。例如各种类型的休克引起血压急剧下降;各种原因引起的高血压危象和高血压脑病导致的血压明显升高等。

　　在慢性血压升高情况下,脑动脉出现管壁的形态异常,包括动脉粥样硬化、动脉中层钙化和小动脉硬化,由于结缔组织增生,管壁增厚,管腔狭窄,血管舒缩功能受限,依靠改变血管口径以增减血管阻力调节脑部血流量的作用被大大减弱,因而脑血流量自动调节能力降低。同时血管自动调节上限上移,脑血管阻力亦随之增大,甚至比正常人的脑血管阻力可高出 88%。这是机体通过自动调节机制避免因灌注压增高引起脑血流的过度灌注。因此慢性高血压患者对血压变化的耐受性明显下降。正常脑血流自动调节范围为平均动脉压,上限 100～130mmHg,下限 50～70mmHg,在此范围血压变化脑血流量相对稳定,不随血压变化而改变。慢性高血压时,脑血流量的自动调节范围平均动脉压上移至 145～175mmHg,甚至可达 175mmHg 以上,即慢性高血压造成某些脑卒中患者脑血流自动调节曲线右移。因此,长期高血压病患者可耐受高血压,而不能耐受低血压,最低耐受血压常与自动调节下限一致,而且高血压时间越长,程度越重,这种现象越明显。只要血压降至平均值的 30% 左右,脑血流自动调节能力就受影响,以致产生脑灌注压减低。

　　2.心脏病　除了心源性栓子导致脑栓塞以外,心律失常、心肌梗死可通过影响血液循环(主要为血压变化)导致脑梗死的发生。

　　3.血容量改变　大量失血、烧伤、创伤、感染、过敏、急性心力衰竭和强烈的神经刺激等引起血容量改变,出现突发的血压明显降低,也会导致脑梗死的发生。

(四)其他

　　1.侧支循环功能不全和盗血　颅内外的侧支循环比较丰富,侧支循环在脑血管病发生中有利有弊。当血管发生阻塞时,侧支循环良好者,脑损害轻。因此,一旦出现动脉或静脉的血管腔阻塞,脑损害是否发生、发生严重程度与侧支循环的状况有一定关系。侧支循环不良者的缺血性脑损害严重,反之较轻,或不发生损害。而当不该出现的侧支循环出现时,反而导致脑损害。由于颅内有丰富的侧支循环,当某段动脉闭塞后,该闭塞的动脉向邻近的动脉盗取血液,而导致被盗血的动脉所支配的脑区发生缺血性损害,出现供血不足的临床表现,这就是盗血现象。在血管闭塞的病变中,并不都发生盗血现象,这与一些生理解剖因素有关,如动脉狭窄程度、两侧收缩压的差异、侧支循环的情况等。根据血管病变的部位不同,可分为脑外盗血现象(如锁骨下动脉盗血、颈动脉与椎动脉相互盗血现象)和脑内盗血现象两类。脑内盗血现象是指颅内大脑皮质的血管发生阻塞,由于梗死区脑组织缺氧,可使该区内的血管扩张和代偿性脑血流增加。在这种情况下,任何作用于正常脑血管的扩张剂,可引起正常脑组织的血管扩张,因减少了梗死区的脑血流,进而加重了脑梗死的症状。脑外和脑内盗血现象均可引起脑供血不足,如供血不足时间持续过久则导致脑梗死。

2.其他心脏疾病 除上述心功能不全、心律失常、心肌梗死可诱发脑梗死外,风湿性心瓣膜疾病、先天性心脏疾病、细菌性心内膜炎、心房纤颤等可导致心内栓子脱落而发生栓塞性脑梗死。

3.血管炎 各种感染和非感染性的血管炎可引起脑梗死的发生。如细菌感染引起动静脉炎、免疫变态反应引起的血管内膜炎、糖尿病性血管内膜炎和钩端螺旋体性脑血管炎等。

4.中毒、代谢及某些全身性疾病 如恶性肿瘤、血液病、结缔组织疾病等,也可引起脑梗死。

二、脑梗死的病理

(一)脑梗死的四个病理阶段

脑缺血性病变的病理分期为四期。

1.急性期(24h之内) 在脑缺血发生后 6h 之内,即超早期,病变区脑组织常无明显改变,可见部分血管内皮细胞、神经细胞和星形胶质细胞肿胀,线粒体空泡化。如缺血持续,可见病灶局部脑表面略有肿胀,脑膜血管高度充血。缺血区脑组织苍白,轻度肿胀,神经细胞、星形胶质细胞和血管内皮细胞呈明显缺血性改变。

2.坏死期(24~48h) 24h 以后,病灶较周围组织软,灰、白质交界不清,周围可有点状出血。镜下可见大量的神经细胞消失,残存者为缺血性改变。胶质细胞亦有核固缩、裂解或溶解、树突破裂,小血管高度充血,管腔内见有白细胞、血小板和红细胞,有的管腔内出现微血栓形成。数小时后,坏死区内的血管外间隙出现中性多核白细胞浸润,呈散在或聚集成团,这是一种白细胞对坏死组织的反应,即缺血性炎性改变。这种现象在 24～48h 内即完全消失。坏死处外周的神经细胞亦呈现局部性缺血性改变。少突胶质细胞及其间质水肿,少突胶质细胞肿胀,胞浆液化,细胞及小血管周围的间隙增宽。髓鞘染色呈现脱髓鞘改变。

3.软化期(3 天～3 周)　动脉阻塞后 2～3 天,病变区明显变软,切面呈淡黄的油面状。用指压可见压痕。镜下见病灶区的神经细胞及神经纤维均消失,并被格子细胞所代替。格子细胞是通过脑组织破坏变成的脂肪进一步代谢产物刺激小胶质细胞及血管周边细胞转化来的,其胞质内含有大量脂质而呈网状或格子状,胞核受挤而显缩小,胞膜整齐。星形胶质细胞增生呈肥胖变性。小血管壁内皮细胞有肿胀及增生。有时病灶边缘有小血管高度充血及点状出血,尤其是灰质较白质多见。

4.恢复期(3～4 周)　病变区域呈凹陷状,小病灶被较硬的瘢痕组织所替代;大病灶则因液化呈囊状,囊壁光滑,囊腔内有清亮或混浊的液体,有的囊腔内有纵横交错、粗细不一的纤维束横跨,形成多房状。镜下见瘢痕组织主要由星形胶质细胞及其纤维组成,格子细胞明显减少,只在胶质纤维之间偶见;瘢痕组织内因有含铁血黄素,故呈现黄色或棕色。星形胶质细胞与纤维的比例取决于时间的长短,时间久者纤维多细胞少,形成异形胶样变性。来自血管的普通结缔组织及血管除参与形成瘢痕及囊壁外,还参与构成囊腔内的房隔。有时囊腔小至只能在镜下才能发现其小的间隙。一般而言,不论梗死处多大,脑皮质的第一层即分子层往往不受损害,其只有星形胶质细胞增生并与软膜共同构成囊肿的薄壁,因此,这种分子层不受损坏的特点为脑皮层软化所特有。这是皮质外层还接受软膜来的颈外动脉系统血供的缘故。

(二)神经元坏死和凋亡

细胞发育到一定的阶段就会死亡,引起细胞死亡的因素很多,可以是由于发育过程或衰老所致的自然死亡,也可以是由于物理、化学、生物等各种因子的作用,超过了细胞所能承受的限度或阈值引起的细胞死亡。细胞坏死和细胞凋亡是细胞死亡的两种方式。

细胞坏死是各种致病因子造成的细胞意外死亡,例如严重缺氧、中毒、高热等。坏死细胞的细胞膜上钠-钾泵功能障碍,导致膜通透性升高,细胞水肿,内质网高度扩张,线粒体肿胀破裂;溶酶体破裂,释放出各种酶类使细胞溶解。初期细胞核染色质固缩,出现核浓缩改变;继而核膜破裂,核碎裂;最后核溶解消失。同时由于细胞膜破裂,细胞内容物溢出,引起周围组织的炎性反应。一般情况下,炎性渗出物的出现是坏死的确定性依据。

细胞凋亡是在生理或病理条件下由基因控制的自主有序的死亡过程。其形态学改变为细胞皱缩,核内染色质浓缩,形成凋亡小体,继而被邻近的细胞如吞噬细胞、上皮细胞等吞噬。细胞凋亡使细胞膜始终保持完整,细胞内容物无溢出,因此不引起周围组织的炎性反应。细胞凋亡的早期,从凋亡的启动到形成一系列凋亡小体只需数分钟时间便可完成。

细胞凋亡是维持机体正常生理功能和自身稳定的重要机制,是生命过程中不可缺少的内容。细胞凋亡涉及机体生命活动的众多领域,它与细胞分裂、分化一样是最基本的生物现象。细胞凋亡规律一旦失常,个体即不能正常发育,或不能存活,或发生畸形。凋亡在神经系统的正常发育过程中亦起重要作用。在脊椎动物的神经系统发育过程中,大约有50%的各种神经元在和它们的靶细胞形成突触联系后不久即发生凋亡,这种大量的神经元凋亡是由于在与靶神经元的竞争中未能获得足够的神经营养因子所致。病理性神经元凋亡常见于帕金森病、阿尔茨海默病和其他神经系统退行性病变,如肌萎缩性侧索硬化症、小脑萎缩等疾病。

以往认为,脑缺血后神经元死亡的形式为坏死,但随着对凋亡的形态学和生物化学的认识,较多研究发现脑缺血后选择性迟发性神经元死亡的重要形式是凋亡,而以急性梗死为特征的神经元的快速死亡为坏死。研究表明,在局灶性脑缺血和全脑缺血凋亡模型中,均有凋亡发生,并与神经细胞坏死同时并存,凋亡是缺血性神经元死亡的形式之一。

1.脑梗死与神经元坏死 脑梗死发生后24h左右进入坏死期,并伴有坏死区内血管周围缺血性炎性反应。

2.脑梗死与神经元凋亡和迟发性损伤 短时间局灶性脑缺血后,凋亡发生的部位多散在出现于视前区和纹状体,然后扩展至大脑皮质;而长时间缺血后,在整个病灶中均有散在的凋亡细胞。但成群出现的大量凋亡细胞主要分布于缺血灶边缘区的内层,相当于缺血半暗带区。局灶脑缺血后,病灶周边区仍有一定量的血液供应,细胞代谢障碍相对较轻,同时又为再灌注时氧自由基的过量形成和凋亡的发生提供了条件。如果脑缺血未能适当纠正,或未实施有效的药物保护防止再灌注损伤,半暗带的细胞将会死亡,并最终成为永久性梗死灶的一部分。

短暂的脑缺血过后,即使局部脑组织的能量代谢已恢复正常,细胞结构亦正常。可是在几小时或几天之后,在某些易感部位如海马的CA1区、纹状体等区域逐渐出现神经元的死亡,称为继发性或迟发性神经元损伤。脑组织的再灌注损伤可能是这种现象的发生机制,例如谷氨酸的毒性作用、脂质过氧化、氧自由基及细胞内钙离子超载等机制。在中枢神经系统中,海马、纹状体、大脑和小脑皮层对缺血较敏感,缺血后易发生迟发性神经元损伤。

近年来的研究表明,迟发性选择性神经元死亡可能通过凋亡完成的。

(三)缺血半暗带

缺血半暗带的最初概念是指缺血后组织丧失电活动,但能维持电位和跨膜离子电位的脑组织区。就形态学而言,半暗带是梗死灶周围的脑组织,虽然部分功能受损,但仍为可逆性修复的脑组织。有的文献定义为:半暗带是缺血但仍是可逆性脑组织修复区。也有定义为:半暗带是缺血后蛋白质能量合成仍存在的区域,

1.根据半暗带内涵的发展分类

(1)电生理半暗带:自发电活动被抑制在离子稳态及膜电位保持完整的区域。

(2)血流半暗带:血流中等程度降低的区域。

(3)代谢半暗带:代谢增加、血流降低而氧摄取分数增加的区域。

(4)基因表达半暗带:某些基因选择性表达的区域。

(5)组织学半暗带:靠近整个梗死区,伴有选择性神经元损害的区域。

(6)药理学半暗带:通过治疗可以逆转的急性缺血损伤区域。

(7)血流动力学半暗带:依据血流暂时的动力学改变,而非血流绝对值本身定义的。

(8)其他。

2.根据存在时间的长短分类 关于半暗带存在时间的长短,不同的研究结果并不完全相同,目前尚无最后定论。

(1)急性缺血半暗带:即通常意义上所指的缺血后存在时间较短的半暗带,但其确切时间有待进一步确定。

(2)慢性缺血半暗带:存在与否,尚有争论。有学者认为,缺血半暗带可以持续存在数十小时、数天或更长时间。研究发现,临床上脑缺血发生后的数周至数月内,梗死周围带功能异常持续存在。该区域的神经元是否能被挽救值得人们思索。

普遍认为正常人脑血流量 55ml/(min·100g 脑组织),局灶性脑缺血的组织损伤后,缺血中心的脑血流低于缺血阈值 15ml/(min·100g 脑组织),结果使氧、糖、基质运送障碍,脑细胞电活动丧失且发生离子失衡而发生不可逆性损害,引起脑缺血性坏死,严重降低时局部脑血流量常低于 10ml/(min·100g 脑组织)。围绕缺血中心的脑组织,其脑血流处于电衰竭[15~18ml/(min·100g 脑组织)]与能

量衰竭[$10\sim12$ml/(min·100g 脑组织)]阈值之间,即为缺血半暗带。因此,根据 CBF 的水平可以确认缺血半暗带。

三、脑梗死的临床表现

(一)脑栓塞

脑栓塞是指身体其他部位的栓子,随血液循环进入颅内阻塞脑血管,引起急性脑功能障碍,又称为栓塞性脑梗死,属于缺血性脑卒中。以往认为脑栓塞发生率较低,占脑卒中的 $10\%\sim15\%$。近年来随着诊断技术的进步,改变了脑栓塞发病率较低的概念。国内报告占脑卒中的 20%,国外统计其发病率为 $31\%\sim48\%$。

1.发病年龄　本病起病年龄不一,若为风湿性心脏病所致,发病年龄以中青年为主。若为冠心病、心肌梗死、心律失常所致,以中老年居多。

2.起病急骤　大多数患者无任何前驱症状,起病后常于数秒或极短时间内症状发展到高峰。少数患者在数天内呈阶梯样或进行性恶化。$50\%\sim60\%$患者起病时有意识障碍,但持续时间短暂。

3.局灶神经症征　栓塞引起的神经功能障碍,取决于栓子数目、范围和部位。栓塞发生在颈内动脉系统特别是大脑中动脉最常见,临床表现突发的偏瘫、偏身感觉障碍和偏盲,在优势半球可有失语,也可出现单瘫、运动性或感觉性失语等。$9\%\sim18\%$的患者出现局灶性癫痫发作。本病约 10%的栓子达椎-基底动脉系统,临床表现为眩晕、呕吐、复视、眼震、共济失调、交叉性瘫痪、构音障碍及吞咽困难等。若累及网状结构则出现昏迷与高热,若阻塞了基底动脉主干可突然出现昏迷和四肢瘫痪,预后极差。

4.其他症征　本病以心源性脑栓塞最常见,故有风湿性心脏病或冠状动脉硬化性心脏病的症状和体征。

(二)动脉血栓形成性脑梗死

动脉血栓形成性脑梗死又称脑血栓形成,是脑梗死最常见的类型。它是指在脑动脉粥样硬化等血管壁病变的基础上形成管腔内血栓,造成该动脉供血区血流中断,局部脑组织发生缺血、缺氧、坏死,而出现相应的神经系统症状和体征,约占各类脑卒中的 30%。

动脉血栓形成性脑梗死的主要临床特点如下。

(1)多见于病前有高血压、糖尿病或心脏病史的中老年人。

(2)常在安静或睡眠中起病,约 1/3 的患者前驱症状表现为反复发生的短暂性脑缺血发作(TIA)。

（3）定位症状体征，并在数小时至 3 天内逐渐加重。根据脑血栓形成部位的不同，相应出现神经系统症状和体征。

（4）患者一般意识清楚，多无头痛、呕吐、昏迷等全脑症状，在发生基底动脉血栓或大面积脑梗死时，病情严重，可出现意识障碍，甚至出现脑疝形成，导致死亡。

（5）起病即为昏迷，多为脑干梗死。

脑的动脉有两个系统，即颈内动脉系统和椎-基底动脉系统。以小脑幕为界，幕上结构接受颈内动脉系统和大脑后动脉的血液供应，幕下结构则接受椎-基底动脉系统血供。下面对不同动脉血栓形成时的临床表现加以介绍。

1.颈内动脉系统（前循环）脑梗死　颈内动脉的主要分支有眼动脉、脉络膜前动脉、后交通动脉、大脑前动脉和大脑中动脉，主要供应眼部和大脑半球前 3/5 部分（额叶、颞叶、顶叶和基底节）的血液。

（1）颈内动脉病变的临床表现：大脑血液循环障碍最常发生于颈内动脉供血区。颈内动脉狭窄和闭塞产生临床症状取决于很多因素，如闭塞发展的速度、侧支循环是否充分和有效、受损害的节段以及动脉闭塞所致脑受损害的区域。动脉突然闭塞和缓慢进展的狭窄乃至闭塞所产生的症状有很大的不同，这是因为该动脉入颅后直接与椎动脉形成 Willis 环。Willis 环发育良好的患者，颈内动脉血栓形成即使造成完全闭塞，也不一定出现症状和体征，尤其在颈内动脉血栓形成发展较慢时。约半数以上的颈内动脉疾病患者，在发生完全性脑卒中以前，至少有一次 TIA 发作。在这些 TIA 患者中，约有 1/3 的患者 TIA 连续发作一段时间后自行缓解，另有 1/3 的患者最后发生脑梗死，其余患者则继续定期发作。TIA 症状以单瘫或轻偏瘫、单肢或偏身感觉异常为常见。

颈内动脉狭窄或闭塞的临床症状包括以下几种情况。

1）部分患者有反复发作的 TIA，或可逆性缺血性神经缺陷（RIND），或因头晕、头痛来诊，可查出较轻的体征，但是无明显定位症状。

2）病侧眼发生暂时性黑矇，合并对侧轻偏瘫或感觉缺乏，这是颈内动脉闭塞或狭窄的特殊症状。有时出现闭塞侧失明或视力减退，而对侧出现轻偏瘫或偏瘫。

3）20％～35％的患者突然起病而无 TIA。患者突然出现偏瘫、失语、感觉障碍，甚至昏迷。发病后在短时间内达到高峰。

4）部分患者发现为慢性进行性的神经功能缺陷，即以 TIA 发作为先驱症状，经过反复发作后症状和体征不再恢复。

双侧颈内动脉狭窄或闭塞的临床症状取决于颈外动脉和椎动脉的侧支循环。双侧颈内动脉缓慢闭塞的患者可不出现临床症状，但一部分患者可发生双侧大脑半球梗死引起四肢瘫痪和意识障碍。当一侧颈内动脉已经闭塞,作为两侧半球供血的另一侧颈内动脉也相继闭塞时临床上可出现症状。双侧颈动脉狭窄或闭塞,可无定位及定侧体征,但可出现两侧眼压的同时下降;如与上臂血压进行比较,双侧眼压降低十分明显时,则应怀疑有双侧颈内动脉病变。

(2)大脑中动脉病变的临床表现:大脑中动脉及其分支是血栓形成的好发动脉。

1)大脑中动脉主干狭窄或闭塞出现对侧偏瘫,上下肢瘫痪程度相同,对侧半身感觉障碍和对侧偏盲;在优势半球发生者可能出现失语和失用。大脑中动脉主干完全闭塞时脑梗死面积较大,患者由于脑水肿致颅内压增高,甚至出现脑疝致死。

2)大脑中动脉分出的四条皮质支均可发生闭塞:①额升动脉:发生闭塞时可影响额下回,如为优势半球,可产生运动性失语。②中央沟前动脉及中央沟动脉:发生闭塞时,可引起 Sylvian 裂后缘软化,如为优势半球可产生感觉性失语或完全性失语以及失用。当所有大脑中动脉的皮质支都闭塞时,常出现严重的偏瘫和偏身感觉障碍。

(3)大脑前动脉病变的临床表现:大脑前动脉闭塞能否产生临床症状,与闭塞的部位及侧支循环建立有关。

1)胼胝体边缘动脉起始部远端的大脑前动脉终末部分的闭塞,病侧大脑前动脉可通过前交通动脉代偿供血,临床上可不产生症状。

2)胼胝体边缘动脉闭塞,或此动脉的近端和前交通动脉的远端之间的大脑前动脉闭塞,可使额叶内侧面受损害,引起对侧偏瘫,以下肢为重,因旁中央小叶受损而导致尿潴留,还可出现强握反射、吸吮反射和摸索动作。在优势半球的病灶可导致运动性失语。

3)纹状体动脉起点近端闭塞,如前交通动脉有来自对侧大脑前动脉的良好侧支循环,可不产生临床症状;如前交通动脉发育异常不能保证来自对侧良好的血液供给,或前交通动脉缺如,除可产生上述症状外,还可引起内囊前肢损害。另外,由于额叶-脑桥-小脑束受损,可出现额叶性共济失调。

4)大脑前动脉广泛发生梗死,因额叶及胼胝体受损,除了导致上面提及的症状外,还可出现精神障碍,如表情淡漠、情绪不稳、欣快、自发的活动减少和注意力不集中等。

(4)脉络膜前动脉病变的临床表现:脉络膜前动脉供血区域包括颞叶内侧面的海马结构,内囊膝部以及视束和视放射的一部分。该动脉区域发生梗死后可产生对侧偏瘫,以下肢为明显,伴有对侧深浅感觉障碍,并常有同向偏盲。闭塞常引起三偏综合征,特点是偏身感觉障碍重于偏瘫,而对侧同向偏盲又重于偏身感觉障碍,有时有感觉过度、丘脑手、患肢水肿等。

(5)后交通动脉病变的临床表现:后交通动脉为颈内动脉最早发出的分支,它是脑 Willis 动脉环的一个组成部分,是颅内前后部供血区的重要连接。它发出的细小穿通动脉,供成灰结节、乳头体、丘脑前核、丘脑底核和部分内囊。约有 20% 后交通动脉仍为大脑后动脉的主要供血来源。后交通动脉栓塞导致大脑后动脉或丘脑缺血,表现为对侧的同向性视野缺损或丘脑受损的症状(包括对侧偏身感觉障碍、丘脑痛、意向性震颤、情绪障碍等)。

(6)眼动脉病变的临床表现:小栓塞可经过眼动脉进入视网膜中央动脉内,导致视网膜缺血,而引起同侧视觉缺失(一过性黑矇)。这种视觉缺失大多有时间限制,血栓可以自发溶解,后遗失明为例外情况。眼动脉近端闭塞时,不会出现一过性失明,因为视网膜中央动脉可以从颈外动脉的侧支循环获得供血。

2.椎-基底动脉系统(后循环)脑梗死 椎基底动脉系统的主要分支有椎动脉、小脑后下动脉、小脑前下动脉、小脑上动脉和大脑后动脉,主要供应大脑半球后2/5部分、丘脑、脑干和小脑的血液。

(1)大脑后动脉病变的临床表现:大脑后动脉闭塞时在临床上可能出现的症状包括同向偏盲或视野缺损、偏身感觉障碍、近记忆力减退、失语(优势半球)、失读(无失写)、手徐动或舞蹈,有明出现偏瘫。病情多数较轻,在发病时往往被患者所忽视。

1)皮层支血栓形成:对侧偏盲,有黄斑回避现象,其中距状裂动脉闭塞时出现皮质性偏盲;优势半球可有失读及感觉性失语。一般无瘫痪和深浅感觉障碍。

2)深穿支血栓形成:主要有两条动脉。丘脑膝状体动脉血栓形成表现为典型的丘脑综合征,即以对侧肢体为主的半身感觉减退、消失或自发性疼痛,深感觉障碍比浅感觉障碍重,可有较轻的一过性对侧偏瘫。丘脑穿通动脉血栓形成表现为小脑性共济失调、意向性震颤、对侧肢体舞蹈样运动,不伴偏瘫及感觉障碍,或仅有一过性感觉障碍。

(2)小脑后下动脉病变的临床表现:小脑后下动脉闭塞导致的延髓背外侧综合征(Wallenberg综合征),表现为同侧的小脑性共济失调、Horner 征和面部感觉缺失,对侧痛、温觉损害,眼球震颤、眩晕、恶心呕吐、呃逆、吞咽困难和构音障碍,无运动障碍。

(3)小脑前下动脉病变的临床表现:小脑前下动脉闭塞导致脑桥下端外侧部的损害,常见同侧面部肌肉瘫痪、凝视麻痹、耳聋和耳鸣,无 Horner 征、呃逆、吞咽困难和构音障碍。

（4）小脑上动脉病变的临床表现：小脑上动脉闭塞导致脑桥上端外侧部的损害，临床表现相似于小脑前下动脉闭塞的表现，但是无听神经损害，而是出现视动性眼球震颤和眼球反侧偏斜，对侧出现完全性感觉障碍（包括触觉、振动觉和位置觉）。

（5）基底动脉病变的临床表现：基底动脉起自双侧椎动脉（某些个体仅仅有一支椎动脉），行进于脑干腹侧，并于中脑水平分叉为大脑后动脉。基底动脉分支供应枕叶、颞叶内侧面、丘脑内侧、内囊后肢和整个脑干及小脑。

基底动脉血栓形成往往因为累及多组分支动脉，临床表现通常不一致。如累及椎动脉（单侧或双侧）其表现类似基底动脉血栓形成，在颈椎关节硬化的患者中，可以因头部转动导致一过性椎动脉暂时性闭塞，出现脑干功能障碍的症状和体征。另外，发出椎动脉前的锁骨下动脉闭塞可以引起锁骨下动脉盗血综合征，往往是全身动脉硬化的一部分，并不提示椎-基底动脉的脑卒中。

发生在基底动脉近端的血栓形成，影响脑桥背侧部分，出现单侧或双侧滑车神经麻痹，水平性眼球运动异常，并可有垂直性眼震和眼球沉浮，瞳孔缩小而光反射存在（下降的交感神经传导束损害）。基底动脉综合征易与脑干出血混淆，但临床CT或MRI可以明确鉴别。

基底动脉综合征如损害脑桥腹侧部（不影响脑桥背侧），临床出现四肢瘫痪，而意识完好，患者仅仅利用眼睛闭合和垂直眼球运动来示意，通常称为闭锁综合征。此状态多与昏迷混淆，EEG可有助于鉴别。

发生在基底动脉远端的闭塞，影响中脑上行网状结构、丘脑和大脑脚，通常出现特征性的意识障碍和单侧或双侧动眼神经麻痹，偏瘫或四肢瘫，临床称为基底动脉尖综合征，有时与天幕疝影响中脑的状况相混淆。此类情况多见于栓塞性病变。

（6）椎动脉病变的临床表现：椎-基底动脉旁中央分支综合征：椎-基底动脉旁中央分支行经于脑干腹侧至四脑室底供应脑下的内侧面，包括大脑脚内侧、感觉传导通路、红核、网状结构和内侧的脑神经核（Ⅲ、Ⅳ、Ⅵ、Ⅻ脑神经核）。

旁中央分支闭塞可以引起脑干旁中央部的梗死，产生对侧偏瘫。脑神经核性损害则视闭塞的水平而定，在中脑为同侧动眼神经麻痹，脑桥为展神经和面神经麻痹，延髓则是舌下神经麻痹。而有双侧损害的表现时，应警惕是否为椎动脉或基底动脉的病变，出血、脑桥胶质瘤或多发性硬化导致的脑干内病损，或小脑占位的压迫。

椎-基底动脉短旋分支综合征：短旋分支出自椎-基底动脉长旋分支，进入脑干腹侧部,供应脑干运动传导通路。临床表现为显著的对侧偏瘫和同侧脑神经(Ⅲ、Ⅵ、Ⅶ)麻痹。

(三)腔隙性脑梗死

凡脑深部穿通动脉闭塞引起的脑梗死,经巨噬作用使留下梗死灶直径小于20mm者,称为腔隙性脑梗死(LI)。多数位于基底节、内囊、丘脑、脑桥,少数位于放射冠及脑室管膜下区。腔隙性脑梗死在自然人群中的发病率为0.33%。在死亡人群中为6%~11%,在首次缺血性脑梗死者中占12%~24%。

腔隙性脑梗死主要是由于持续性高血压、微动脉粥样硬化病或栓子阻塞供应小部分脑组织的穿通动脉引起,穿通动脉通常无侧支血管。约2/3的患者是因为高血压引起纤维蛋白沉积,导致管壁透明样变性而小动脉壁功能减弱。在慢性高血压患者,脑内穿通动脉病变导致腔隙性梗死,其主要位于脑部深部核团(豆状核37%、丘脑14%、尾状核10%、脑桥16%和内囊后肢10%);较少见于深部的白质、内囊前肢和小脑。

有些腔隙性脑梗死患者可以有多个腔隙灶,大多数有2~3个;有些患者有与腔隙灶伴发的微出血灶,甚至大梗死灶。腔隙灶与小梗死灶的区别在于穿通动脉(腔隙灶)或皮层下小动脉(小梗死)是否受累,因为它决定了梗死的大小和位置。腔隙灶的大小取决于穿通动脉阻塞的位置。末梢处梗死腔隙灶较小,直径3mm;穿通动脉起始处阻塞,直径较大,可达15mm。腔隙性脑梗死的临床症状与神经传导束受损程度相关,取决于梗死发生的部位,与数目及大小并非一致,称为腔隙综合征。

腔隙性脑梗死的症状取决于梗死发生的部位。在腔隙性脑梗死前,10%~15%的患者有短暂脑缺血发作。只有接近50%患者的脑CT可以显示病灶,而MRI的阳性率约为78%,因此CT或MRI正常不能除外腔隙性梗死。

并不是所有的腔隙灶均有症状,许多只是在CT、MRI检查或尸检时才偶然发现。这些患者可能已经有了一些轻微的临床症状,如一侧肢体力弱或感觉障碍,有时这种神经功能缺损可持续几小时,甚至几天。

常见的几种腔隙综合征包括纯运动性脑卒中、纯感觉性脑卒中、伴锥体束征的共济失调性偏瘫综合征、构音障碍—手笨拙综合征、感觉运动性卒中等。

1.纯运动性轻偏瘫(PMH)　占39%~65%,表现为面、舌、肢体不同程度瘫痪,而无感觉障碍、视野缺失、失语、失认和失用等。病灶位于放射冠、内囊、基底节、脑桥、延髓等。

2.纯感觉性脑卒中(PSS)　占3%~8.5%.患者主诉半身麻木、受到牵拉、发冷、发热、针刺、疼痛、肿胀、变大、变小或沉重感。检查可见一侧肢体、身躯感觉减退或消失。感觉障碍偶可见越过中线影响双侧鼻、舌、阴茎、肛门等,说明为丘脑性病灶。

3.伴锥体束征的共济失调性偏瘫综合征　表现为病变对侧的纯运动性轻偏瘫和小脑性共济失调,以下肢为重,也可有构音不全和眼震。系由基底动脉的旁正中动脉闭塞而使脑桥基底部上 1/3 与下 1/3 交界处病变所致。

4.感觉运动性脑卒中　多以偏身感觉障碍,继而出现轻偏瘫。为丘脑后腹核并累及内囊后肢的腔隙性梗死所致。

5.构音障碍-手笨拙综合征(DCHS)　患者严重构音不全,吞咽困难,一侧中枢性面舌瘫,该侧手轻度无力伴有动作缓慢,笨拙(尤以精细动作如书写更为困难),指鼻试验不准,步态不稳,腱反射亢进和病理反射阳性。病灶位于脑桥基底部上 1/3 和下 2/3 交界处,也可能有同侧共济失调。

(四)分水岭脑梗死

分水岭脑梗死(CWSI)又称边缘带梗死是指发生于脑内相邻动脉供血区域之间边缘带的梗死,主要位于大的皮质动脉供血区域之间和基底节区小动脉供血区之间,约占全部脑梗死的 10%,60 岁以上老年人多见。

分水岭脑梗死临床表现较复杂,因其梗死部位不同而各异,最终尚需影像学证据来证实。根据脑内血液循环分布特点,CWSI 分为如下几型。

1.皮质前型　该病变主要位于大脑前、中动脉交界处,相当于额中回前部,主要表现为肢体瘫痪,舌面瘫少见,半数伴有感觉异常。病变在优势半球者伴皮质运动性失语。

2.皮质后型　病变位于大脑中、后动脉交界处,即顶枕颞交界区。此部位梗死常表现为偏盲,伴有黄斑回避现象;另外,常出现皮质性感觉障碍,偏瘫较轻或无;优势半球受累表现为皮质型感觉性失语,少见有失用症,近半数可有情绪淡漠。

3.皮质下型　病变位于大脑中动脉皮质支与穿通支的边缘区。梗死位于侧脑室旁及基底节区的白质,基底节区的纤维走行较为集中,此处梗死常出现偏瘫和偏身感觉障碍。

以上各型除皮质前型有对侧轻瘫,可有帕金森综合征外,其余各型在临床症状和体征上无明显特征性,诊断尚需影像学检查。其头颅 CT 主要变现为大脑主要动脉的边缘交界区,呈楔形,宽边向外,尖角向内的低密度灶头颅 MRI 表现较 CT 清晰,病灶区呈长 T_1 和长 T_2 信号。

（五）多发性脑梗死

多发性脑梗死（MCI）可由 2 条以上的动脉闭塞造成。多发性脑梗死多见于年龄较大的人群，由于颅内动脉粥样硬化、血液流变学改变、直接或间接的血栓形成或粥样硬化斑块栓子而引起脑梗死，多为反复发生脑梗死后的结果。

其一般临床表现为由动脉粥样硬化所致者以中、老年人多见，由动脉炎所致者以中青年多见；常在安静或休息状态发病，部分患者病前有肢体无力及麻木、眩晕等 TIA 前驱症状。神经系统局灶性症状多在发病后十余小时或 1～2 天达到高峰。除脑干和大面积脑梗死外，大多数患者意识清楚或仅有轻度意识障碍。

多发性脑梗死是一个多因素综合作用的结果，最终导致多发梗死性痴呆、假性延髓性麻痹、不自主舞蹈样动作、尿失禁等所谓的腔隙状态。

四、脑梗死的辅助检查

（一）颈部彩色双功能超声

1.原理　B 超二维图像和脉冲波或连续波多普勒超声相结合成为双功能扫描，又同时具备彩色多普勒血流显像功能，则称为彩色双功能超声。彩色双功能超声是把二维实时彩色多普勒血流显像图叠加在实时灰阶 B 超图像上，在一个层面上同时观测静态的解剖结构和动态的血流，同时采用多普勒超声进行血流取样、频谱分析。颈部血管的多普勒超声检测一般采用 4MHz 探头。

2.检查方法　去枕仰卧位，头侧向对侧。受检部位均匀涂抹超声耦合剂，使探头与皮肤良好接触。手法要轻，不可用力加压，以免造成血管（尤其是静脉血管）塌陷，影响检查结果。探头须尽量与受检血管平行，以获得最大多普勒频移。横切面扫描时测量管腔内径，纵切面扫描时显示彩色血流图，并进行脉冲多普勒频谱测量。左、右侧都必须检查，以便对照比较。从颈总动脉（CCA）起始部向头端纵向扫查，直至颈部最高位置。纵切扫描时依次可见 CCA、外侧的颈内静脉（ICV），其内后方的椎动脉（VA）、CCA 分叉部、颈内动脉（ICA）和颈外动脉（ECA）。正常 ECA 位于 ICA 的前外侧，有分支。当图像上不能同时显示 ICA、ECA 时，可将探头角度向面部倾斜，即可发现有分支的 ECA。从颈根部开始做横切面扫描时，右侧可见无名动脉、锁骨下动脉及 CCA 起始部，左侧显示部分主动脉弓、锁骨下动脉及 CCA 起始部。探头逐段横切扫描依次显示 CCA 及其外侧的 ICV，当出现局部膨大，即为 CCA 分叉处，再向上继续横切扫描，可见膨大部分分为 2 个管腔，位于内侧的管腔较小，是 ECA；位于外侧的管腔稍大，为 ICA。VA 位于 CCA 的后方，当图像显示 CCA 后，将探头向内后侧稍倾斜，即可见在横突孔穿行的 VA，因横突声影的影响,VA只能呈节段性显示。当疑有ICA狭窄或闭塞时,还应检查眼动脉(OA)的终末分支眶上动脉和额动脉及ECA的分支颞浅动脉,可压迫眶上切迹和颞浅动脉,用笔式脉冲多普勒观察额动脉和眶上动脉的血流方向及流速的变化。

3.检查内容

(1)B超扫描:观察血管走行是否正常,有无变异;管腔是否均匀,有无局限性扩张、狭窄、膨出、扭曲等;管壁内膜有无增厚或厚薄不均;管腔内有无斑块,斑块的回声、分型;有无血栓及血栓的范围、分期等。

(2)彩色多普勒:观察血流方向是朝向探头还是背离探头;血流性质是层流还是湍流;血流速度是增高还是降低,动、静脉之间有无异常交通或瘘管形成。

(3)脉冲多普勒:观察血流方向、血流速度和血流性质,测定有关血流参数。

4.颈部动脉正常的彩色双功能超声图像

(1)B超图像:从颈根部向头端做纵向扫描,依次显示:CCA及其外侧的ICV,CCA分叉处,ICA和ECA。ICA位于颈部后外方,颈部无分支。颈部大动脉内径最宽处为CCA分叉处,依次为CCA、ICA、ECA和VA。随着年龄增长,动脉壁肌层日趋薄弱,管壁弹性减低,管腔渐趋增宽。颈部动脉具有搏动性,管壁较厚,内膜平滑,连续性好,管腔内为无回声区,管腔不随呼吸而发生改变。ICV无搏动性,但管径会随呼吸而发生改变,探头加压可使管腔闭合,管壁较薄,管腔内亦为无回声区。

(2)彩色多普勒:CCA、ICA和ECA均为色彩充填丰富的颅向血流,当血流流向探头时为红色,靠近血管壁的血流为暗红色,为流速较慢所致,中心为浅红色,由快速血流产生。除在CCA分叉处可有五彩镶嵌的花色血流外,余均为层流。ICA无分支,ECA有分支,分支内可见血流色彩分布。VA亦为进颅血流,但管腔内的色彩由于颈椎横突的影响呈节段性显示。

(3)脉冲多普勒:ICA供应大脑血流,是低阻力型血管,频谱表现为:正向血流频谱;收缩期峰速度上升较慢,稍下降形成第二峰,两峰之间的切迹不明显;全舒张期均为丰富的血流信号;收缩峰与基线之间有空窗。ECA供应头面部的血流,是高阻力型血管,频谱表现为:正向血流频谱;收缩期峰速度上升迅速,呈尖峰状,其后有一小峰,两峰之间有明显切迹,随之快速下降到近基线水平;舒张期血流减少,表现为振幅低平;收缩峰与垂线之间有空窗。CCA具有颈内外动脉的共同特征,频带窄,呈三峰波表现,其频谱为:正向血流频谱;收缩期呈双峰样改变,第一峰大于第二峰,两峰之间有明显的切迹,舒张早期增速形成第二峰;舒张期全程血流,其振幅介于ICA和ECA之间;收缩峰与基线之间有空窗;CCA分叉可测得湍流频谱。VA与ICA相似,为低阻力型血管,但频谱振幅较低。ICA在颈部无分支,在颅内的第一分支为OA,OA可反映ICA的血流情况,其分支额动脉及眶上动脉与ECA分支颞浅动脉吻合。正常额动脉和眶上动脉的血流方向是前向血流,压迫同侧颞浅动脉,额动脉和眶上动脉的血流量增大。

5.颈部动脉狭窄或闭塞的彩色双功能超声图像

(1)B超图像:动脉壁可见粥样硬化斑块形成,表现为正常的3层结构消失,内膜不规则增厚、高低不平,可检出形态不一、大小不等的斑块,造成管腔不同程度的狭窄。斑块多发生在CCA分叉处及ICA起始部,斑块根据病理改变可分为4型:①扁平型:是早期少量类脂质沉积、积聚,局部隆起或弥漫增厚,表现为动脉管壁呈偏心性增厚,内膜光滑,呈较均匀的低回声。②硬斑型:以钙化为主的粥样斑块,是血管壁出血或坏死后产生,为不规则的强回声团块,伴有明显的声影,位于前壁的斑块会影响管腔及对侧管壁的显示。③软斑型:是由大量脂肪组成的纤维脂肪斑块,斑块内可有出血,斑块突出于管腔,表现为不同程度的混合回声或低回声隆起性团块,周边回声可略强,是纤维帽形成的回声,无声影,极易漏诊。④溃疡型:斑块表面不平,有时可显示龛影,溃疡边缘回声较低。动脉管腔内有血栓形成时,可出现血栓回声,陈旧性血栓为等回声或高回声团块,新鲜血栓为低回声团块,甚至近似无回声,边界不清,极易漏诊。完全栓塞时管腔内充满实质性回声,动脉搏动感消失。

(2)彩色多普勒:狭窄管腔内血流变细,呈高速发亮或五彩镶嵌的色彩。血栓形成造成管腔部分栓塞时,可见血流束有绕过血栓的绕行现象。有斑块时,在管壁与血流交界处显示不规则的彩色血流边缘。管腔完全闭塞时,管腔内无色彩分布。

(3)脉冲多普勒:狭窄段正常波形消失,出现高速湍流频谱,表现为收缩期峰速度明显增高,频带增宽,频窗消失。狭窄远端流速减低,为高阻低平小波。完全闭塞时测不出频谱。

(二)经颅多普勒超声(TCD)

1982年Aaslid博士与德国EME公司共同研制了世界上第一台经颅多普勒超声(TCD)检测仪,此后TCD广泛应用于临床。在脑血管疾病中的应用,不仅可检测颅外部及椎动脉的血流动力学变化,同时可用低频(2MHz)传感器,通过特定颅窗,经颅对颅内主要动脉的血流动力学进行检测,解决了颅内血管的定位问题,开辟了无创性检测颅内动脉流速的新领域,为脑血管病的诊断、监测、治疗提供参考信息。

1.多普勒原理 探头发射的超声束投射在运动物体(红细胞)上,回收到该物体的反射信号频率是变化的,而且与该物体的速度成正比,TCD 所测得的血流信号是多普勒频移,用 2MHz 探头检测时,红细胞的血流速度与多普勒频移的关系为:流速(cm/s)=多普勒频移×0.039。

2.检查方法

(1)超声窗

1)颞窗:位于颧弓上方,眼眶外缘和耳屏之间的区域是 TCD 最常用的检查途径。颞窗可细分为前、中、后颞窗,经颞窗可检测大脑中动脉(MCA)、ICA 终末段、大脑前动脉(ACA)及前交通动脉(ACoA)、大脑后动脉(PCA)及后交通动脉(PCoA)。

2)眶窗:受检者闭眼,探头置于眼睑上。经眶窗可探测眼动脉和 ICA 虹吸段(CS)。

3)枕大孔窗:受检者头前倾,颈屈曲,下颌抵胸。将探头置于颈项中线枕外粗隆下 2cm,尽可能压向枕大孔。经枕大孔窗可探测椎动脉颅内段、小脑后下动脉(PICA)和基底动脉(BA)。

4)下颌窗:探头置于下颌角下,朝向内上,可探测 ICA 的颞骨岩段。

TCD 探测时,应以尽可能小的超声输出功率获得最满意的血流信号。眶窗探测时,超声输出功率不得超过 17mW/cm^2。枕大孔窗探测时,超声输出功率不得超过 94mW/cm^2。

(2)脑血管的识别:脑血管的识别是 TCD 检测的重要环节,其识别脑血管的准确性取决于操作者的经验和丰富的脑血管解剖知识。根据探头的位置、超声束的角度、取样深度、血流方向、血流速度、信号的音频特点以及压颈试验,可以区别多普勒信号来自哪一根血管,但也不能忽略某些血管的解剖变异,以免误诊。

1)MCA:经颞窗,探头稍向后,取样深度 30～60mm,可探及 MCA 主干段和分支段的血流,为正相频移,声音清晰,频率较高。在同侧 CCA 上用手指做短暂快速压迫(动态压迫试验),可使正常 MCA 频谱上清楚地叠合出相应的波动。动态压迫试验不会引起流速下降。持续压迫 CCA(静态压迫试验)则使流速下降,压迫对侧 CCA,不影响同侧 MCA 流速。

2)ACA:在探及 MCA 后,增加取样深度可出现双向多普勒信号,这是 MCA与 ACA 的分叉处。取样深度 60～75mm,声束稍向前方,可探及 ACA 的交通前段。压迫对侧 CCA,ACA 流速增加;压迫同侧 CCA,ACA 流速降低,甚至血流方向完全翻转。

3)PCA:在原颞窗处探头稍后移,声束偏向枕部,取样深度 60～75mm,出现正向多普勒频移,为同侧 PCA 交通前段血流信号;如出现负向多普勒频移,则为 PCA 交通后段的血流信号。增加取样深度至 70～80mm 时,出现双向的多普勒频谱,为 BA 分叉点血流信号。继续增加取样深度(75～80mm),可获得对侧交通前段血流信号,为负向多普勒频谱。同侧 CCA 静态压迫试验,可使 PCA 流速增加;压迫对侧 CCA,PCA 流速不变。

4)ICA:经颞窗,探头尾部抬高,可测到 ICA 终末段的血流信号,取样深度 60～65mm,呈正向频移。同侧静态压迫 CCA,ICA 流速下降至零。经眶窗可探及 ICA 的虹吸部,取样深度 50～80mm,虹吸部海绵窦段的血流为正向频移,虹吸部床突上段的血流为负向频移。经下颌窗可探及 ICA 的颞骨岩段的血流,为负向频移。

5)OA:经眶窗,取样深度 30～50mm,为正向频移。

6)VA/BA:经枕大孔窗,探头对准并压向枕大孔。VA 的汇合点深度为 65～75mm,偶为 85mm,甚至达 110mm。DA 的取样深度一般在 75～100mm,为负向多普勒频移。在 60～70mm 深度出现的正向多普勒频移,为 PICA 血流信号。在 50～65mm 深度处,将探头稍稍偏向中线两旁,可获得左右两侧的 VA 血流信号。一侧 CCA 静态压迫试验,BA 血流稍增加。

(3)TCD 频谱图的测量与分析

1)频谱包络线:包络线指血流最高频移值的连线。频窗指血流频谱的下部出现三角形的极低回声甚至无回波的信号区。频带宽度指频移在垂直方向上的宽度,即某一瞬间采样血流中细胞速度分布范围的大小。

2)血流速度参数:收缩峰流速(Vs)指心动周期内收缩期的最高血流速度;舒张期末峰流速(Vd)指舒张期末的最高血流速度;平均流速(Vm)指一个完整心动周期的平均最高血流速度。Vm 代表搏动性血液的供应强度,很少受心率、心肌收缩力、外周阻力和主动脉顺应性等心血管因素的影响,生理意义最大。两侧血流速度不对称指数(AI):AI=(MVl-MV2)/(MVl+MV2)×200。式中 MV1 为病变侧的平均流速,MV2 为对侧相应的平均流速。

3)脉动参数:收缩/舒张比值(SD)=Vs/Vd。阻力指数(RI)=(Vs-Vd)/Vs。脉动指数(PI)=(Vs-Vd)/Vm。脉动传递指数(PTI)=PI/对侧 PI。

4)正常 TCD 频谱图的标准:正常 TCD 频谱图的标准包括:①血流参数、脉动参数按年龄、性别在正常范围。②左右两侧相应动脉的血流速度基本对称,尤其 MCA 流速左右变异较小,正常成人 MCA 流速的 AI 不超过 21%。由于 ACA 和 PCA 的解剖变异较多,两侧流速可以不对称。③TCD 检测脑底动脉流速以 MCA

为最高,依次为 MCA>ICA>ACA>CS>BA>PCA>VA>OA,这与生理学研究相吻合。④音频信号正常,无杂音。⑤无频谱紊乱。⑥血流方向正常。⑦对 CO_2 反应性正常。

脑底动脉血流速度和 PI 是 TCD 检测中最常用、最主要的两项参数,目前尚无统一的正常参考值。

5)异常 TCD 频谱图的诊断:常见的异常 TCD 频谱图包括:①脑底动脉血流信号消失;②血流速度增高或减低;③两侧血流不对称;④脉动参数增高或减低;⑤血流方向异常;⑥音频信号异常(杂音);⑦频谱图异常,如收缩期低频超声成分增强,高强度短暂信号(HITS)等;⑧对 CO_2 反应性异常。

3.TCD 的临床应用

(1)颅外颈部动脉狭窄或闭塞的 TCD 表现:评价分析 TCD 检测结果时,必须考虑颅外颈部动脉病变对颅内血流动力学的影响。忽视颅外颈部动脉病变,孤立地解释 TCD 结果,易导致错误的结论。

1)颅外 ICA 狭窄或闭塞:当一侧颅外 ICA 高度狭窄或闭塞时,其远端 MCA 血流速度下降,脉动指数降低。由于通过 OA、Willis 环及软脑膜吻合支的侧支循环,某些患者颅外 ICA 闭塞后的 MCA 主干血流速度可以保持在正常范围。双侧颅外 ICA 闭塞时,MCA 血流 Vs 可下降至正常值的一半,而 VA/BA 血流 Vs 可以增高至正常值的 2 倍。当一侧颅外 ICA 闭塞后接受 ACoA 的侧支循环代偿时,对侧 ACA 的 A1 段 Vs 可以增高至正常值的 2 倍,同侧 ACA 的 A1 段血流方向逆转。

2)锁骨下动脉盗血综合征:一侧锁骨下动脉或无名动脉闭塞时,对侧 VA 血流速度增高,同侧 VA 血流方向逆转,BA 血流速度降低,甚至血流方向逆转。给患侧上臂加压时,对侧 VA 流速轻度降低,同侧 VA 逆向流速轻度降低,BA 头向血流增多,臂向血流降低;快速减压时,对侧 VA 流速增高,同侧 VA 逆向流速增高,BA 头向血流减少,臂向血流增多,甚至血流方向完全逆转。

3)颅外 VA 狭窄或闭塞:一侧 VA 颅外段高度狭窄或闭塞后,依颈部侧支循环及椎一枕吻合支的代偿程度,TCD 检测同侧 VA 颅内段血流呈低流速、低脉动或"正常"血流;BA 血流可以正常,对侧 VA 颅内段血流呈代偿性增高。双侧 VA 颅外段闭塞时,VA/BA 的血流取决于侧支循环的代偿程度,VA 颅内段血流呈低流速、低脉动的前向血流或交替血流;BA 血流呈低流速前向血流、交替血流或逆向血流。

(2)颅内脑动脉狭窄或闭塞的 TCD 诊断:颅内动脉狭窄时,TCD 显示血流速度增高,血流频谱紊乱及血流杂音;颅内动脉闭塞时,TCD 显示血流信号消失。与脑外动脉相比,TCD 探测颅内动脉常遇到如下困难:①由于可检测的颅内血管较短,常不能长距离跟踪狭窄段及狭窄后段的血流变化;②由于颅内动脉闭塞后的侧支循环变化远较脑外动脉系统复杂,有时难以区别高流速动脉是正常灌注动脉还是狭窄动脉;③常由于超声窗不足及血管移位而导致 TCD 检测不到血流信号;④颅内动脉狭窄远较脑外动脉狭窄少见。

1)ICA 颅内段狭窄或闭塞:经眶窗可探测 CS 的病变。经眶窗控测 CS 病变,诊断 CS 狭窄的准确率为 94%,诊断 CS 闭塞的准确率为 85%。认为如探测 CS 的 Vm>80cm/s,可诊断 CS 狭窄。经颞窗可探测 ICA 终末段的病变。由于多普勒角度的原因,常常只能探测 MCA-ACA 交叉点的血流。ICA 近端闭塞时,在颞窗约 65mm 取样深度处常记录到经 PCoA 至 MCA 的侧支循环代偿的高速血流,易被误诊为 ICA 终末段狭窄。

2)MCA 狭窄或闭塞:MCA 狭窄或闭塞是最常见的颅内动脉病变。TCD 检测 MCA 狭窄或闭塞的研究报道很多。TCD 诊断 MCA 狭窄的敏感性为 62%~86%,特异性为 95%~99%;TCD 诊断 MCA 闭塞的敏感性为 25%~91%,特异性为 99%~100%。MCA 主干闭塞时,病侧 MCA 血流信号消失,ACA 血流速度代偿性增高,向 PCA 流速常无明显变化。MCA 分支闭塞时,MCA 主干流速降低或正常。至少 3 支以上 MCA 分支闭塞时,TCD 才显示 MCA 主干血流速度下降。MCA 管径狭窄<50% 时,TCD 难以发现;狭窄 50%~70% 时,TCD 仅显示狭窄段流速增加、脉动指数降低,而无频谱紊乱及血流杂音;狭窄>70% 时,TCD 才呈典型的狭窄表现。TCD 随访研究发现,急性 MCA 闭塞后的血管再灌注时间出现在 1~17 天不等,多数患者的血管再灌注出现在 1~9 天。血管再通的过程逐渐发生,开始 TCD 显示稀疏的高流速狭窄信号,提示管腔部分开放,以后高流速信号逐渐增强、清晰。随着血管腔进一步增大,不规则的紊乱血流信号逐渐消失,血流速度逐渐降低并趋于正常。如发病后 48h 内病灶侧 MCA Vm<20cm/s,或 AI<−50%,或病灶侧 MCA Vm<40cm/s 且 AI<−20%,则提示患者预后不良。

3)ACA 狭窄或闭塞:由于 ACA 的 A1 段闭塞发生率很低,文献报道很少。ACA 发育不良或缺如也可造成 TCD 探测不到血流信号,易误诊为 ACA 闭塞。TCD 不能准确估价 ACA 狭窄程度。在 ACoA 存在侧支循环的情况下,两侧的 ACA 的 A1 段血流速度增高,甚至高达正常值的 4 倍,并可伴有血流频谱紊乱及杂音,易被误诊为 ACA 狭窄。

4)PCA 狭窄或闭塞:TCD 不能准确诊断 PCA 狭窄或闭塞,这可能与 PCA 解剖变异有关。TCD 检测时，小脑上动脉易被混淆为 PCA，这也是误诊 PCA 闭塞的主要原因。

5）VA 颅内段及 BA 狭窄或闭塞：TCD 诊断 VA-BA 病变的敏感性为 74％，特异性为 86％。VA 颅内段在发出 PICA 分支前闭塞时，同侧 VA 颅外段流速降低，脉动指数增高，对侧 VA 流速增加，BA 流速正常。如 PICA 血供正常，在 VA 闭塞点至 VA-BA 汇合点之间血流方向逆转（流向探头），流速降低，但脉动指数正常。如 PICA 闭塞或缺如，在 VA 闭塞点至 VA-BA 汇合点之间血流方向逆转（流向探头），流速降低，脉动指数增高。VA 颅内段在发出 PICA 分支后闭塞时，同侧 VA 颅外段流速降低，脉动指数较低，对侧 VA 流速代偿性增高，BA 流速正常。如 VA 终末端闭塞不全时，可在该处记录到交替（往返）血流。BA 起始部闭塞时，在发出 PICA 分支之前的两侧 VA 流速降低，脉动指数增高；如闭塞不全，在发出 PICA 分支之后的两侧 VA 呈交替（往返）血流。BA 血流呈低流速的逆向血流。BA 顶部闭塞时，BA 血流速度降低，VA 流速不定，可以正常或降低。TCD 诊断 VA-BA 狭窄有时较为困难，尤其是 BA 狭窄，随着取样深度的加深，狭窄段血流信号越来越弱，难以与闭塞相鉴别。

（3）脑动脉血流中微栓子的 TCD 监测

1）理论依据：由于栓子与周围红细胞相比具有不同的声阻抗，较多的超声波在栓子/血液界面被反射，在多普勒频谱图上产生一个可分辨的栓子信号。栓子信号的振幅取决于栓子的大小和声阻抗。如栓子的声阻抗和血液相似，超声容易从血液穿透栓子；如声阻抗不同，较多的超声波在栓子/血液界面被反射。当栓子等于或小于超声波长（2MHz 超声在软组织中的波长是 0.77mm）时，超声反射则遵循 Rayleigh 散射规则，即栓子的每个界面作为一个新的独立的声源，超声在各个方向被反射。但是，栓子散射的强度（振幅）仍取决于栓子/血液的声阻抗差。

2）监测方法：虽然任一血管都可被监测，但经颞窗的 MCA、下颌角处的 ICA、颈部的 CCA 最常用。其中 MCA 是监测栓子最容易的颅内血管。通过对这些部位的联合监测，可帮助明确栓子的来源。心源性栓子在这 3 个部位均可被检出，颈动脉分叉处的栓子可在同侧 ICA、MCA 检出，而 CS 的栓子只能在同侧 MCA 检出。每根血管的监测时间至少 15min，一般 30～60min。栓子计数采用国际通用的每小时栓子数（EPH）表示。多普勒频谱显示必须使零线居中，同时显示正向波和负向波，以确定栓子信号的单向性。频谱扫描速度不能过慢，以免掩盖栓子信号。获得多普勒信号后，通过调节增益使背景信号显示调节至一个适当水平，噪声阈值过低或过高均影响栓子信号的监测。必须估价实时声音信号，最好录像、录音以便事后分析。在手术或其他操作时做监测,栓子信号必须与观察到的事件、临床症状或其他诊断试验的结果结合起来分析。

3)栓子信号的特征

①持续时间很短(0.01~0.1s),但可以呈密集型出现,其持续时间与取样容积成正比,与血流速度成反比。

②振幅比背景信号高3~60dB。

③单向性是栓子信号重要而必备的特征。大气泡栓子表现为一个突然发生的、可超出多普勒包络线范围的信号,典型的固体栓子被认为在多普勒包络线之内。

④随机出现在心动周期的任一点。

⑤栓子在通过取样容积时,可能改变流速。其机制可能是栓子从一个流层流到另一个流层,或在取样容积范围内,动脉改变正向。

⑥听起来是和谐的声音,如"吱吱、叽叽、唧唧、啪啪",这种声音随流速而变化,流速增高呈升调,反之呈降调。

4)伪差信号的特征

①超声能集中在频谱的低频区域。

②超声可扩展至多普勒频谱范围之外。

③双向性,即从零线同时往上、往下扩展。

④与探头或探头线的移动、电干扰及患者的各种运动相吻合。

⑤听起来像噪声,常常产生粗糙的、宽阔的、非和谐的、响亮的、刺耳的、以低频成分(<400Hz)为主的声音,没有栓子信号的和谐音调。

5)栓子与伪差的区别:鉴别栓子与伪差是重要而又迫切解决的课题。尽管典型的栓子信号不难与伪差信号相区别,但不能把短暂的高强度信号(HITS)都判断为栓子。根据栓子信号的相对超声能振幅(RPA)呈钟铃状增强的特征,运用下列算式给每个HITS评分:振幅强度的增加=$10 \times \lg$(HITS的最大RPA/无HITS的背景信号的平均RPA)。得分值越高,栓子的可能性越大;得分值越低或负值,伪栓子的可能性越大。根据栓子在血流中运动的特征,将一个探头置于下颌角处探测ICA,另一探头置于同侧颞部探测MCA,发现在每一个MCA栓子信号出现前0.5~0.7s在ICA可先测出一个栓子信号。开发出的新一代TCD仪,采用多量程技术自动抑制伪差信号。即用一个探头同时检测一根动脉不同取样深度的多个位点的血流,直接提供栓子流经各个位点的时间差。采用多门深探头TCD,在体外实验中发现,所有气泡栓子、血栓栓子在通过2个取样容积时都有一个时间延迟,以>2ms为界断点,敏感性和特异性均为100%。

6)栓子的大小和类型:仅根据多普勒信号的特征不能判断栓子的绝对大小,但可以估计其相对大小,特别是比较同一患者同一来源的栓子。栓子的大小与栓子信号的相对强度增加和持续时间增加相关。流速愈高,栓子的持续时间愈短,强度增加愈多。仅仅根据栓子信号的最大振幅不能判断栓子的类型。

7)临床研究

①动脉狭窄:在 ICA 狭窄>50%的患者中.仅有一半患者局部脑血流(rCBF)异常,随访观察,即使 rCBF 异常,也不意味着患者脑卒中危险性肯定增高。颅外/颅内旁路手术虽能改善脑血流动力学,但不能预防脑卒中。相反,颈动脉内膜切除术能显著减少患者脑卒中的危险。在对颈动脉内膜切除术患者进行 TCD 栓子监测时,在血管切开前 TCD 监测到栓子信号,被认为是有形成分栓子,与颈动脉分叉处溃疡斑块脱落有关。具有空气栓子相同的"唧唧、吱吱"和谐声音,但振幅低得多,这些 TCD,监测到的微栓子是颈动脉狭窄患者并发脑卒中的主要病因。栓子数量在有症状组明显多于无症状组,TIA 组多于脑梗死组,并且与检测时间相关。症状发生后,TCD 检测时间越早,阳性发现率越高。颈动脉内膜切除术后,栓子数量明显减少。TCD 监测到的 MCA 微栓子可作为判断颈动脉狭窄病变活动性的一个指标,如栓子数>50EPH,预示发生脑缺血的可能性高达71%。

②颈动脉血管造影术:常规颈动脉血管造影时,TCD 在 MCA 检测到大量的栓子信号,具有典型气泡栓子的特征,平均每次造影出现栓子数 51 个,与造影剂剂量相关,一般不引起临床症状和 MRI T_2 加权图像的变化,改变造影剂的配制和注射技术可以减少血管造影时微栓子的产生。

③脑卒中:采用颅外颈动脉多普勒监测、研究各种非手术脑缺血临床患者组,可发现脑卒中合并心房颤动或其他心源性栓子来源的患者,栓子信号更频繁。对缺血性脑卒中复发的高危患者,TCD 随访研究显示栓子信号更多见于有症状的、狭窄程度>70%的动脉区域。慢性 MCA 狭窄患者,无论是有症状的还是无症状的,在其狭窄远端 TCD 均未检测到栓子信号。

④微栓子的药物治疗:用肝素治疗可以减少急性缺血性脑卒中患者的微栓子数量,但不能完全消除栓子。而停服阿司匹林后栓子信号检出率明显升高。

(三)单光子发射计算机断层摄影(SPECT)

发射计算机断层摄影(ECT)是当今影像核医学的重要诊断技术,根据发射光子的来源不同,可分为单光子发射计算机断层摄影(SPECT)和正电子发射计算机断层摄影(PET)。

1.SPECT 的基本组成　　SPECT 分为两大部分。

(1)探测部分:主要由旋转机架、探测器、位置监测器、高压电源等部分组成。其中探测器分为单探测器、双探测器和三探测器。探测器的增加可减少仪器旋转的度数,加快探测速度和增加探测信息量。

(2)计算机部分:SPECT 具有常用的计算机系统,一般内存信息量较大,运算速度较快。它由硬件和软件两部分组成。硬件部分包括信号输入设备和输出设备、存储器、运算器和控制器。软件部分包括特定的多种采集程序、显示程序和处理程序,以及仪器自动控制和校正、监测程序。

2.SPECT 的成像原理　　SPECT 的成像原理与 CT 成像原理基本相似。不同之处在于 SPECT 成像是先将放射性核素引入体内,经过机体摄取和代谢之后,利用放射性核素衰变发射出来的 γ 射线,用 SPECT 探测器沿某一脏器的一个截面在不同方向上做直线扫描,并将这些放射性核素释放出来的射线记录、总合形成一个投影截面,然后将探测器旋转至另一个角度,再次取得另一组投影截面。如此反复,直至整个采集过程结束,将每次所采集得到的信息输入计算机内,再经专用图像处理程序,即模/数、数/模转换器转换,最终形成更新图像。以三维影像技术成像,并可由横切面、冠切面、点状团或任意角度的剖面影像重建。SPECT 影像清晰,对比度和分辨率良好。

(1)脑显像

1)显像原理:正常条件下,由于血脑屏障的存在,许多血液中的物质(包括一些放射性药物)不能进入脑组织,因此,用这些放射性药物进行显像时,脑实质内呈放射状空白区。当脑部患有疾病时(如血管疾病、炎性反应、肿瘤等),血脑屏障受损或破坏,放射性药物可进入脑实质内,此时显像时,病变部位呈现放射性浓集区。

2)检查方法:检查前 1h 口服过氯酸钾 400mg 封闭甲状腺或脑室内的脉络丛。30min 后静脉注射 99mTc-DTPA 74MBq,30min 后口服 99mTc-04 740MBq,1～2h 后,行前位、后位、侧位和顶位显像。必要时,做脑断层显像。

(2)脑血流灌注显像

1)显像原理:SPECT 脑血流显像的原理主要是将能衰变出 γ 光子的放射性核素标记的脑显像剂(某些放射性药物具有电中性、脂溶性,且分子量较小,能通过正常的血脑屏障进入脑细胞内)吸入或静脉注入人体,首次通过脑循环时,显像剂通过血脑屏障后被脑细胞摄取,其摄取量与局部脑血流量成正比。这类药物一旦进入脑组织后,由脂溶性转变成带有电荷的亲水化合物,不再反向通过血脑屏障,能较长时间地滞留于脑组织。因此体外探测 γ 射线在脑部的集积程度、集积量就可以测定局部脑血流量(rCBF),研究脑血流灌注状态,了解脑组织的血液灌注情况。

2)检查方法:目前,应用于SPECT的脑血流显像剂主要有弥散型脑血流显像剂[133]Xe,以及蓄积型脑血流显像剂[99m]Tc-HMPAO、[99m]Tc-ECD、[123]I-IMP等。患者静脉注射[99m]Tc-HMPAO或[99m]Tc-ECD 740～110MBq,1～2ml,分别在注射后10min和15min开始显像。使用测SPECT仪器,配置低能适用或低能高分辨平行孔准直器。采集矩阵64×64或128×128。单探头旋转360°采集投影像,每帧5.6°～6.0°,共采集60～64帧投影像。能量选择140keV,窗宽20%。采集信息结束后,经计算机重建脑横断面、矢状面和冠状面或二维影像分析。近年,SPECT的定量化有了很大进展,主要表现在:①用于SPECT定量的放射性核素的信息,如半值幅、部分容积效果、能量频谱、对比度等的研究更加深入。②定量资料的收集方法,如两核素同时收集,360°、180°收集,动态SPECT收集方法及其质量控制的研究十分活跃。③关于吸收、弥散的各种矫正方法的进步使定量更加精确。④随着定量方法论的扩展,近年,不仅限于感兴趣区(ROI),而且可以得到对于每个画素的定量图像,从ROI脑血流定量发展到功能图像,即向神经受体显像、葡萄糖代谢测定、神经传递功能等局部功能显像的定量化方向发展。这些领域从前只属于PET的独特属地,但是近年来在某些方面已呈现出应用SPECT比PET更加广泛、更易普及的趋势,这将是今后SPECT定量化发展的重要趋势。

(3)脑动态显像

1)显像原理:肘静脉快速"弹丸"式注射脑显像剂后,立即连续采集,显示脑显像剂通过双侧颈内动脉及进入脑血管的充盈和消退情况,借以观察脑实质内的点位病变和脑血管及脑血流动力学的变化情况。

2)检查方法:患者取仰卧位,取肘静脉"弹丸"或注射[99m]Tc-04或[99m]Tc-DTPA 740MBq,立即启动采集系统,以每帧2～3s的速度连续采集20～30帧脑动态显像。

3.脑血流显像

(1)正常脑血流量:脑血流量(CBF)是指单位时间内每100g脑组织所通过的血液流量,以ml/(min·100g脑组织)表示。单位时间内流经整个脑的血液流量称为全脑血流量,以ml/min表示。健康成年人的全脑血流量为700～1000ml/min。其中4/5的血液流量经颈内动脉系统,1/5经椎动脉系统流入颅内。正常人的CBF测定值因测方法的不同而异。以[133]Xe颈动脉注入法测定的正常值为43.3～60.2ml/(min·100g脑组织)。局部脑组织的血液流量称为局部血流量(rCBF)。rCBF随大脑半球的血管分布和脑功能而异。大脑半球的中央前区、脑岛和内囊附近的血供较丰富,rCBF 较高,颞叶和枕叶的 rCBF 较低;大脑灰质 rCBF 较高,白质 rCBF 较低。正常人灰质的 rCBF 为(78.2 ± 1.83)ml/$(\min\cdot100g$脑组织),白质的 rCBF 为(20.8 ± 2.7)ml/$(\min\cdot100g$脑组织)。迄今为止,无论采用何种方法,SPECT 的测定值仍然为相对 rCBF,尚无测定 rCBF 绝对值的方法。

(2)脑血流负荷检查:是指应用脑血流增效剂负荷后进行的 CBF 检测,常用的负荷剂有 CO_2、乙酰唑胺(ACZ)等,CO_2 是脑血管系统的一种有效的血管扩张剂,通过吸入 CO_2 可检测脑血管反应性。ACZ 是一种易得和有效的替代剂,与吸入 CO_2 比较,ACZ 有对患者无不适反应、血压稳定、不影响脑内 $PaCO_2$ 和脑氧代谢率等长处。给正常人静脉注射 ACZ0.5g,2min 后即可探测到 CBF 增加,25min 时 CBF 达高峰,平均增加 75%,半衰期 95min。给正常人静脉注射 ACZ1.0g 后 3min、20min 时 CBF 分别增加 55% 及 75%,而脑代谢率无变化。因此,近年来 ACZ 较 CO_2 应用更为广泛。脑血流负荷检查可以发现常规静息脑血流检查所不能发现的轻微隐匿性脑缺血,测定脑血管反应性、脑循环储备力及侧支循环状态等,ACZ 负荷可将脑血管病的诊断率提高 5%。

4.脑缺血及脑梗死 rCBF 的变化

(1)脑缺血 rCBF 变化:SPECT 可在脑缺血导致脑组织器质性损害之前,即在功能障碍阶段发现 CT、MRI 不能检出的缺血灶。体位性低灌注(APA)是一种体位改变时引起短暂性神经功能障碍的现象,可造成脑栓塞。可能是隐匿性脑缺血,临床探察 APA 困难,可用 SPECT 脑血流负荷检查及直立体外试验测定其异常的脑血流。SPECT 检出短暂性脑缺血发作(TIA)rCBF 低下率可达 64%,而 CT 仅见 28% 有缺血病变。ACZ 负荷可更敏锐地探察隐匿性脑缺血,提高 TIA 缺血灶的检出率。TIA 患者[133]Xe-SPECT 静息 rCBF 显示局部低灌注区者仅 47%,ACZ 负荷后 93% 可见低灌注区。

一过性完全遗忘(TGA)是以一过性记忆障碍为主的综合征,发病原因尚不完全清楚。在健忘发作最明显时,CT 未见异常,SPECT 发现两侧颞叶内侧部、枕叶的 CBF 低下。发病 1 个月后的 MRI 上可发现左侧海马 CA1 区的小病灶。提示 TGA 与包括两侧颞叶内侧部在内的椎-基底动脉供血区的一过性缺血有关。

(2)脑梗死 rCBF 的变化:SPECT 可观测脑梗死病灶部、梗死灶周围及远隔部位的 rCBF 动态及其时间性变化。脑梗死 rCBF 的变化是多样的、复杂的。大体上来说,脑梗死急性期病灶部多为低灌注,部分患者可见早期高灌注,亚急性期早期病灶部或其一部分为高灌注;慢性期移行为相对低灌注。SPECT 灌注类型与发病 2 周内脑卒中严重程度(CNS 评分)有关,灌注缺如型脑损害体积最大。

脑栓塞(早期再开通患者)急性期(发病1周内),在IMP-SPECT早期像上低集积约占83%,其范围比CT低吸收灶范围大;后期像上病灶部或其一部分、病灶周围部高集积,约占50%。亚急性期(发病2~4周),病灶部在早期像上多为低集积,其范围与CT上低吸收灶的范围基本一致;后期像上病灶部或其一部分高集积,约占90%。慢性期(发病1个月后),病灶部的早期像及后期像上均移行为局限性低集积。IMP-SPECT检测ICA及MCA闭塞症患者,发现闭塞侧大脑半球广泛的CBF低下,闭塞侧的额叶、顶叶、颞叶、基底核、丘脑、分水岭前方区域显著的高频度的CBF低下;非闭塞侧可见多个部位的CBF低下,颞叶及分水岭后方区域CBF低下较为多见。基底核局限性小梗死的rCBF低下与高血压有关,并提示有可能导致智力低下。

5.脑梗死再灌注评价 血栓、栓塞使脑血管闭塞后,血栓可能在短期内发生自发性溶解,或在数分钟到数小时内发生血管再通而引起脑组织再灌注。脑再灌注的时间依赖性决定于早期,尤其是在发病后48h内使用SPECT价值较大,超过72h检查则无意义。SPECT可以测定非动脉开放的组织灌注即侧支血流,发现CT尚未证实的梗死组织,评价溶栓治疗中的再灌注,是一种非侵入性检查方法,需时短而不延误治疗。

(1)再灌注的判定方法:显影剂在脑组织中分布疏松或缺失者为低灌注,浓聚者为高灌注。放射性分布影像分为16度。低灌注为脑血放射流减少所致,减少3度(rCBF较对侧减少21%)为低灌注。高灌注为rCBF增加所致,增加3度(rCBF较对侧增加21%)为绝对性高灌注。在CT扫描发现的梗死区内,放射性分布正常者为相对高灌注。高灌注分为部分性或完全性,首次梗死患者病变侧高灌注者均代表有再灌注存在。

(2)再灌注的时间依存性:脑梗死后自发性再灌注可以在梗死后即刻出现,据统计,脑梗死后3天、7天、14天分别为35%、60%和80%。另有报道,脑梗死后第1周时再灌注率高达85%,第1周检查有低灌注、第2周出现高灌注者占65%,皮质梗死者第3周达77%。再灌注持续时间一般为2~3周。

(3)再灌注的部位:再灌注常发生血管再通的部位。血管再通多发生在脑主干动脉的远端,ICA闭塞的血管再通不如MCA远端闭塞再通常见,M2闭塞溶栓后再通率高,M1闭塞伴有丰富的侧支循环者再通率也较高。大动脉再通有明显的血流增加,而狭窄的小穿支动脉再通血流增加不明显。大动脉闭塞引起皮质梗死者多见,因此再灌注皮质梗死多于皮质下梗死。深部小梗死较皮质梗死再灌注困难。

(4)再灌注的机制及影响因素

1)血管再通:闭塞的脑血管再通是引起再灌注的主要原因。脑血管造影证实,MCA区域缺血后6h内动脉闭塞率为76%以上,自行再通者24～48h内为25%～33%,2～3周为95%。

2)侧支血流的开放:血管再通并不都是依赖于血栓溶解,良好的侧支循环血流开放和血流增加也起重要作用。良好的侧支血供对限制缺血性梗死的范围,对自发和药物诱导的血管再通是重要的前提条件,良好的软脑膜动脉的侧支回流可使内源性或外源性溶栓物质达到栓子的两端,有助于栓子溶解及血管再通。侧支血流丰富,相对CBF为35%～70%是溶栓治疗的最佳适应证。rtPA(重组组织型纤溶酶原激活剂)静脉注射治疗MCA闭塞时发现,MCA小分支闭塞比主干闭塞的再通率高。因此,较小面积脑梗死的血供增加不是由于血栓溶解,而是由于侧支血供增加阻止了梗死的扩大。

3)溶栓对再灌注的影响:溶栓治疗对脑梗死再灌注的影响一直受到临床医师的关注。有报道,tPA(组织型纤溶酶原激活剂)溶栓完全再通率为30%～52%,部分再通率为50%～92%。如果再灌注在6h内出现,大出血的机会很少。基底动脉(BA)的栓塞性阻塞较血栓性阻塞更易再通,BA再通的临床效果受溶栓前侧支循环的影响。

6.SPECT与脑卒中治疗方针的选择及预后判定

(1)治疗方针的选择

1)指导溶栓治疗:脑梗死超早期(6h内)SPECT检查可用于指导溶栓治疗。侧支血流丰富、相对CBF为35%～70%是溶栓治疗的最佳适应证。与脑主干动脉供血区一致的超过中等大的缺血灶并怀疑脑主干动脉闭塞性病变的患者,若SPECT显示rCBF一定程度保存,则是尿激酶或tPA超选择性动脉注射纤溶疗法及经皮血管扩张术的适应证,有必要紧急进行脑血管摄影;但是若SPECT显示rCBF高度低下的患者,血管再通引起出血性梗死的危险性很高,则禁忌行尿激酶或tPA纤溶疗法。腔隙性梗死患者SPECT检查有1/4为假阴性,说明这部分患者WiIs环代偿能力强,脑组织受损不严重,预后好,无需溶栓治疗,可选择内科治疗。急性低灌注型表明脑组织中度缺血,提示溶栓治疗安全、有效。急性灌注缺如型可作为溶栓治疗的候选人群,因为这类患者脑缺血严重,若阻塞过久,溶栓治疗有并发出血和死亡的危险。所以通过SPECT检查,可使自动恢复或并发症较多的患者避免进行溶栓治疗。另外,SPECT还有助于判定CT阴性的急性脑卒中患者的脑缺血范围。rCBF的水平与神经功能缺损程度相关,但有时也可能产生

SPECT 检查为正常或高灌注型而实际病灶较大的偏差,这可能是由于 SPECT 检查于病后数天进行,此时血流虽恢复正常,但产生了"再灌注损伤"。

2)蛛网膜下腔出血脑血管痉挛程度及治疗时机选择:蛛网膜下腔出血后 1 周左右发生的脑血管痉挛导致的脑循环障碍,可被 SPECT 早期发现并对缺血进行正确评价,为及早采取适当的疗法提供依据。

(2)卒中早期预后的判定:SPECT 显示的灌注类型与发病 2 周内脑卒中严重程度(CNS 评分)有关。正常及高灌注型 97％为小卒中,预后好,低或混合灌注型 52％为中等程度卒中;灌注缺如型 62％预后差。多元回归分析显示,入院时 CNS 积分对判定预后价值最大。SPECT 仅从统计学上为 72h 内脑卒中患者预后的 CNS 评分判定价值提高 1％。

(四)磁共振血管成像(MRA)

MRA 是利用磁共振重建血管影像、描绘血管的方法,即磁共振血管成像(MRA),是一种无创伤性,无需插管及对比造影剂的血管成像方法,目前已广泛应用于临床。MRA 血管成像数据采集技术目前主要有两种:①时间飞越(TOF)技术。其原理利用的是 MR 的特殊"流动效应"。MRA 成像的 CE 序列中,通过 RF 脉冲的作用,使作用层面中的静止组织质子处于饱和状态,纵向磁化消失。而流入血液出现时,其质子处于非饱和状态,纵向磁化程度高。这样,已饱和的静止组织与未饱和的流入血液之间形成明显的差别,这种现象称为流动相关增强现象,TOF 法就是基于这种现象进行 MRA 成像。TOF 法侧重横断面血液流入效果以描记管腔,有 2D 傅立叶变换法和 3D 傅立叶变换法,目前多用 3D-TOF 法。②相位对比(PC)技术。其原理是在外加梯度磁场的作用下,静态质子不产生相位变化,而流动质子则产生相位变化,流动质子与静态质子间存在相位差别,利用这种相位差别成像,称为相位对比技术。

在脑梗死的诊断中,可根据 MRA 显示的血管形态、边缘的光整度、信号有无减弱或缺失、远段血管内信号有无减弱及远段血管有无代偿侧支等来判断动脉狭窄的有无及程度。但是 MRA 所显示的血管狭窄或闭塞反映的是血管的外形和血流的情况,不一定真实地反映脑实质的缺血程度,要诊断脑梗死必须结合 MRI。结合常规 MRI 检查,对脑血管病的定位定性诊断有高度敏感性和特异性,可全面了解伴随脑血管疾病的脑实质改变,排除其他颅内外疾患。与 DSA 相比,MRA 具有无创、安全、简单、快速的优点;患者易于配合,急性期检查不会引起脑出血或血管痉挛等并发症,适用于术后或终生随访检查。与 CT 血管造影(CTA)相比,MRA 无 X 线辐射;无需用有肾毒性的碘对比剂,且对比利用量少;病变显示不受颅骨影响。因而对常见脑血管疾病的综合显示及治疗方案的制订及疗效观察具有较高的临床用价值。

对颅内动脉狭窄或闭塞患者而言,MRA 可显示颅内较大动脉的明显狭窄或闭塞,及其与之相应的脑实质缺血或梗死。组成 Willis 环的较大动脉及其一级分支动脉的明显狭窄或闭塞是大面积脑梗死的主要发病原因。近年来,对引起症状的颅内动脉狭窄进行血管内支架置入血管成形术,必须严格掌握适应证及禁忌证,这就需要有好的术前影像诊断方法。

有研究显示,与 DSA 相比,80%左右的颅内较大动脉狭窄或闭塞的 MRA 表现与 DSA 一致;不符诊断主要发生在较细的动脉,当管腔发生明显狭窄时,局部血流量较小,加上 MRA 分辨率较 DSA 低,致局部显影差,夸大了局部管腔的狭窄。因此对较细动脉或动脉弯曲处的明显狭窄诊断需注意,不要过度诊断狭窄的程度。而且 MRA 难以显示有出血遮盖的微小畸形血管,因而对临床高度疑诊而 MRA 阴性者,仍应行 DSA 进一步检查。

MRA 对血液流动非常敏感,它的成像是基于对流动血液与静止脑组织信号差异而得到的,是一项适合检查 Willis 环、血管狭窄和闭塞的方法,尤其对 MCA 狭窄的诊断敏感性和特异性可达 88.3%～100%。三维 MRA 虽然是理想的 MRA 技术,不过在弯曲部分的血管由于湍流造成血流信号消失,从而难判断该区域血管是否有狭窄,而且这些区域恰恰是动脉粥样硬化狭窄的好发部位,因此,MRA 对狭窄的严重程度有过高估计的缺点。但 MRA 仍可确定狭窄位置,与 DWI(弥散加权成像)、PWI(灌注加权成像)结合,共同提供病理生理信息,在急性期确定脑卒中亚型,判断预后,指导治疗。

(五)CT 血管造影(CTA)

CTA 是一种新的损伤性很小的血管成像技术,能提供与常规血管造影相近的诊断价值信息,且有扫描时间短、并发症发生率低等优势。

传统血管造影具有很高的空间分辨率,一直被临床上视为血管疾病的常规检查方法,但该检查方法需行动脉插管,且注射造影剂量很大,接受 X 线辐射量较多,并具有一定的危险性。近年来,随着影像学的发展,MRA 和 CTA 因相对无创伤性亦成为临床评价血管疾病的方法之。因呼吸、心情等因素可严重影响 MRA 的图像质量,CTA 在血管检查方面更有其独特的优越性:可以使图像质量更加稳定;从不同角度显示血管结构;具有成像速度快,不受或少受呼吸、心搏、吞咽、蠕动等因素影响等优点。

1.CTA 的成像原理及技术要点　CTA 是指经静脉注入碘造影剂后,利用 CT

(螺旋 CT 或电子束 CT)在受检的靶血管造影剂充盈高峰期对受检层进行连续薄层体积的扫描,然后经计算机对图像进行后处理,重建靶血管的立体影像技术。

成功的 CTA 必须正确使用下列参数:准直器宽度、螺距、扫描时间、重建间距、造影剂剂量、注射速率、延迟时间。脑血管 CTA 常采用准直器宽度 1～3mm,螺距 1～1.5mm,扫描时间 30～60s,间距 1mm,造影剂的剂量 75～170ml,注射速率 2～3.5ml/s,延迟时间多为 15～20s。最佳延迟时间应因人而异,最好依据个人试验性团注精确测得造影剂在靶血管达峰值的时间,以此作为最佳延迟时间。

将包含有靶血管的体积扫描进行后处理再建血管图像的技术有 5 种:①最大密度投影法(MIP);②遮盖表面显示法(SSD);③曲面重建法(CPR);④多层面体积重建法(MPVR);⑤体积再现法。以 MIP 法和 SSD 法应用最为普遍。MIP 法能反映相对的 X 线衰减值,因无阈值选择,保证了扫描信息不遗漏,微小的密度变化也可得到适当显示,因而在血管图像上,可分辨血管内造影剂与管壁上的钙化。SSD 法须预先选择某个阈 CT 值,计算机根据阈 CT 值以上的连续性像素构成单个的三维结构模型,产生一个标记的成像源,用来显示以灰阶编码的表面显示图像。可以用多个阈值进行 SSD。该法立体感强,可清楚地显示血管结构的三维关系。但这种以 CT 阈值为参数的图像处理丧失了大量与 X 线衰减有关的信息,故不能分辨血管壁上的钙化且常过高评估血管狭窄的程度。

2.CTA 的临床应用　CTA 能清楚地显示 Willis 动脉环,大脑前、中、后动脉及主要分支,特别是在 Willis 环及 MCA 的闭塞性疾病的诊断上发挥重要作用。目前 CT 已能进行实时、复杂的后处理,血管内仿真内镜技术及体积再现法已使血管结构更为直观、形象。CTA 与原始图像结合观察,还可了解侧支循环,对推测预后有帮助。通过原始图像亦可观察到急性梗死区内造影剂灌注缺如或减少,显示为低密度区。但 CTA 显示小血管阻塞仍有困难。

(六)数字减影血管造影(DSA)

脑血管形态学评价有 MRA、螺旋 CT 等各种方法,而脑血管造影仍为重要的检查方法。DSA 为数字减影血管造影的缩写。DSA 是将图像数字化处理,不仅消去骨的阴影,还可做对比调整、扩大、缩小等简单的图像处理。动画重现可反复进行,使所见少有遗漏,血管造影时间也在缩短。最初图像分辨力差,现在已有提高。最近更出现造影时用管球扫描、三维成像的机器,其优点在于精密度高,可描出微小血管和微小病变、评价侧支循环和静脉系统,若有适应证可继续移行至血管内行介入手术等。适应证有心源性脑栓塞、动脉粥样硬化血栓性脑梗死、蛛网膜下腔出血、脑动静脉畸形等。

另一方面,其最大的缺点是创伤性和并发症问题。据报告,脑血管造影神经并发症发生率为 1%~2%。造影剂过敏随造影剂的改良已有减少,但并非全无。另外,伴导管操作造成的栓塞症随全身动脉硬化的严重度增加而机会增多,对高龄、主动脉弓硬化、颈动脉狭窄患者需特别注意。最近对脑血管造影后发生无症状脑梗死的发生率进行研究,发病率为 23%,与是否有动脉硬化危险因素、操作难易、造影剂使用量、造影时间、使用的导管数目等均有关。不应因无症状而随意检查,需慎重选择适应证。此外,如有必须反复检查的应选其他无创性检查。

(七)电子计算机体层扫描(CT)

1.CT 的基本结构及成像原理

(1)基本结构

1)X 线扫描部分:主要由 X 线球管和数据采集部分组成,起到产生 X 线,接受穿透人体断面后的 X 线量并将其转换为数字信息的作用。

2)计算机部分:有计算、控制及贮存信息的作用,主要由内贮存器和外设部分组成。计算机接受穿透人体断面后的 X 线衰减量的数字信息,计算出该断面上不同的 X 线吸收系数以重建图像。此外,计算机控制 CT 机的各个部分的运作。

3)图像显示部分:包括阴极射线管(CHT)、行列打印机和多幅照相机等。

(2)成像原理:CT 是由计算机控制的体层摄影,不同于常规 X 线的直接成像。在 CT 扫描过程中,X 线球管围绕人体某一断面做 360°圆周运动,连续或间歇性产生 X 线穿透人体受检断面。探测器接受穿透人体受检断面 X 线信息,并将该信息经模/数转换器转换为数字信息,输入计算机部分后重建出人体受检断面的图像,由 CT 的图像显示部分以不同的灰阶加以显示。

2.影响 CT 成像质量的因素　CT 图像是由一定数目的像素按不同矩阵排列,以 CRT 或 X 线胶片显示的具有黑白灰阶变化的图像。与传统 X 线图像一样,黑色区代表低吸收区,即低密度区,白色区代表高吸收区,即高密度区。

(1)窗宽与窗位:人体组织 CT 值由 $-1000Hu$ 到 $+1000Hu$ 共 2000 个分度。人的视觉只能分辨 16 个灰阶的变化,也就是在 CRT 图像上用 6 个灰阶来反映 2000 个 CT 值,此时每一个灰阶包含的 CT 值是 125Hu。这意味着两种组织的 CT 值差异大于 125Hu 时,在 CRT 所显示的图像上有相应的灰阶变化而被识别,反之不能分辨。

(2)部分容积效应:指在同一层面内含有两种以上不同密度横行而又互相重叠的组织,此时所测的 CT 值为这些组织 CT 值的平均数值,不能真实地反映其中任何一种组织的 CT 值,被称为部分容积效应或部分容积现象。如果病灶的厚度大于或等于层厚,所测病灶 CT 值较真实,反之不真实。如果病灶密度较周围组织高,但厚度小于层厚,所测病灶 CT 值较实际小,反之,所测 CT 值高于实际 CT 值。

另外,在同一层面内,与层面垂直两个相邻的不同组织,受部分容积效应的影响,其组织边缘部的 CT 值不能准确测量,在 CT 图像上其交界的影像分界不清,该现象又称为周围间隙现象。受其影响,CT 图像上的侧脑室壁、导水管、正常颞角以及较小的梗死灶不易显示。

(3)伪影:是指在扫描过程中出现的与病变无关的异常影像。形成原因主要包括两大类:一类为设备伪影;另一类为与被检查者有关的伪影,包括身体或器官的运动、被检体的解剖结构、体内异物及其体外结构等。

3.CT 检查方法

(1)普通扫描:又称平扫,指利用受检查者自身组织结构存在自然对比的一种检查方法,是神经系统 CT 检查最常用的方法。包括横断面和冠状面扫描。

(2)增强扫描:是指经过静脉注入水溶性碘造影剂后扫描,使病变组织与正常脑组织间的 X 线吸收差别增加,从而提高病变检出率的人工对比方法。颅脑血管性病变是 CT 增强扫描的适应证之一,但是 CT 平扫能确诊的患者可不必要做增强扫描。对碘剂过敏者、有其他严重过敏体质者或心、肾功能不全者为增强扫描的绝对禁忌;年老体弱、儿童、孕妇为相对禁忌。

4.脑梗死的 CT 表现 在出现梗死后并非即刻在 CT 扫描上显示出来,这主要与脑组织坏死后需要一定的时间才出现明显的水分和脂质的增多有关。所以,脑 CT 扫描对脑梗死的发现率仅为 80%。结合病理学改变,缺血性脑梗死在脑 CT 扫描上的表现分为 4 期。

(1)缺血期:发病后 6h 内,由于水肿和坏死的细胞不明显,脑 CT 扫描未发现病灶而呈阴性。

(2)梗死期:低密度影是脑梗死的特征性改变。但是,发病后多久时间才在脑 CT 扫描上显示出低密度影病灶,报道不一,时间差别也较大。这取决于脑梗死发生前后的多种因素。一般来讲,发病 24h 后可显示出病灶区的低密度影,但据报道最早 2h 就可在脑 CT 扫描上显示其低密度影病灶。发病 24h 后,由于出现明显的水肿,大量坏死细胞的崩解,脂质增加,在脑 CT 扫描上逐渐出现低密度影的表现,但低密度影不规则,界限不清。在 3 天后,可显示出明显的梗死灶和水肿区,梗死处边缘由模糊渐趋清楚,CT 值逐渐下降,并出现同侧脑室受压和中线移位,同侧脑沟消失;发生在脑干或小脑者,可压迫脑室系统而出现阻塞性脑积水的改变。此期 CT 改变的严重程度和持续时间取决于梗死灶的大小。由于出现明显的血脑屏障破坏,增强扫描提示梗死灶周围有明显的高密度影。当病灶内出现渗出时,CT扫描显示病灶的密度增高近于脑组织,谓之等密度期,此时增强扫描显示最明显。

(3)恢复期:多数在发病2周以后,梗死处密度更低,CT值在10Hu以下,直至类似脑脊液;周围水肿明显减退,边界趋于清楚,占位效应也减轻。此期血脑屏障破坏虽然减轻,但因出现毛细血管的增生,所以,增强扫描后可有明显的异常高密度影。

(4)后遗症期:有两种表现,一种因梗死面积大,坏死组织被吸收后,留有囊腔,内有液体,CT扫描呈现极低密度影,边界清楚,同侧脑室可扩大,脑沟加深加宽;另一种因病灶小,在被吸收后不留囊腔,而被胶质组织填充,CT扫描表现为正常状态。此期,进行增强脑CT扫描时,没有任何异常强化影。

脑梗死在CT扫描上的形态取决于阻塞的动脉及侧支循环状况。在大脑深部和脑干的梗死灶表现为圆形、卵圆形、片状或不规则的块状;在大脑皮质和小脑的梗死灶表现为楔形或扇形,宽面向外,尖面朝内。

脑CT扫描经常显示脑内有单个或多个小低密度灶,为脑腔隙性梗死的表现。多数位于基底节和脑干。一般不易辨认是新发还是陈旧性的梗死,主要结合临床给予诊断。

出血性脑梗死(HI),为脑动脉急性梗死,梗死后的动脉分支和毛细血管壁受到损害,当栓子被分解后,血液恢复灌注,血液可经过已损害的血管壁外溢,形成出血性脑梗死。常见于脑栓塞或大面积梗死。栓塞性梗死区血管易于再通,而受损血管壁脆弱易破,故50%以上为出血性脑梗死。其CT平扫可见低密度阴影的梗死区内有高密度的条纹状或片状阴影相间;造影剂增强后,条纹状阴影增强,密度更高。

(八)磁共振成像(MRI)

1.MRI系统的基本构成　磁共振扫描机包括4个部分:主磁体、梯度磁场系统、射频系统和计算机图像重建系统。

(1)主磁体:磁体是MRI机器最重要的部分,磁场强度用特斯拉或高斯表示。1Tesla=10000Gauss。磁体按磁场强度分为超低磁场、低场、中场和高场。磁体关键的技术指标是磁场的均匀度,因为均匀度的好坏直接影响到图像的质量。磁场均匀度用百万分浓度表示。可用作MRI的磁体有4种类型。

1)永久型磁体:优点是节能,缺点是热稳定性差、场强低、均匀度差。

2)常导型磁体:常导材料只有在电流通过时产生磁场,对电源的要求高,耗电量大,但比较容易制造,价格低廉,安装方便。

3)混合型磁体:具有永久型和常导型磁体的优点。

4)超导磁体:是目前 MRI 机器使用最广泛的磁体。其优点是磁场强度高,一般均在 0.5Tesla 以上,磁场均匀度好,图像清晰,缺点是价格昂贵,维护费用高。

随着磁体技术的不断改革,近年来某些公司推出了开放性磁体,它不仅可用作 MRI,还能进行介入方面的研究。

(2)梯度磁场系统:产生线形梯度磁场,用于层面选择及空间定位。

(3)射频系统:包括 RF 射频发射机和 RF 射频接收机两大部分,用于 MRI 射频脉冲的发射和接收,是产生 MRI 信号来源的关键。

(4)计算机图像重建系统。

2.MRI 主要参数　　常用的 MRI 参数包括组织特征参数和扫描时间参数。

(1)组织特征参数:是指人体各组织所固有的,操作者不能人为改变的参数。

1)质子密度:质子密度是指给定组织区域中发生共振的游离氢质子数。一般图像的信号强度与质子密度成正比。脂肪的氢质子密度高,在 T_1 和 T_2 中均呈白色。而空气和骨皮质中游离氢质子少,在任何序列中均呈黑色。

2)T_1、T_2 时间:在射频脉冲的作用下,氢核不仅相位发生了变化,而且吸收能量跃迁到高能级水平。当射频脉冲停止后,氢核的相位和能级都恢复到激发前的状态,这个过程称为弛豫。

射频脉冲停止后,跃迁到高能级水平的原子核要向环境(晶格)释放能量,恢复到最初的平衡状态,此即为纵向弛豫或 T_1 弛豫。纵向弛豫时间用 T_1 来定量描述。T_1 反映了原子核向晶格释放能量速度的大小,T_1 并不是纵向磁化矢量完全恢复所需的时间,而是定义为恢复到原来纵向磁化矢量 63% 所需的时间。一般为数百至数千毫秒,其大小与磁场强度有关。射频脉冲停止后,由磁共振引起同步振动的质子立即失去相位一致性,旋转方位也由同步振动变为异步。核磁矩相互抵消,横向磁化矢量由大变小,最终消失,这个过程称为横向弛豫或 T_2 弛豫。此过程中,无能量转换。横向弛豫时间中 T_2 来定量描述,表示在均匀磁场中横向磁化所维持的时间。T_2 也不是横向磁化矢量完全消失到零所需的时间,而是定义为衰减到原横向磁化矢量 37% 的时间。由于氢核在人体各个组织中所处的环境各不相同,以致各组织器官的 T_1、T_2 值也不相同。磁共振成像实际上就是利用生物组织的 T_1 和 T_2 差别来鉴别不同的组织、器官和诊断疾病。

3)流空效应:流空效应是指在 MRI 检查中,快速流动的液体受到射频脉冲激励的氢质子在释放磁共振(MR)信号时,由于流动超出了成像区域,而后面流入成像区域的氢质子由于未受到射频脉冲激励而不能产生 MR 信号,在 MRI 上表现为黑色。因此,MR 可以不用对比剂就能显示血管,脑脊液也可能产生流空效应。

(2)扫描时间参数:是指操作者可以根据需要加以改变的参数,常用的包括 TR、TF、TI 和翻转角。

3.MRI 伪影　伪影是指在磁共振成像过程中由于多种因素产生的、人体本身不存在、在图像中却显示出来、能影响图像质量、干扰诊断的各种不同类型图像。与 CT 相比,MRI 伪影较多,根据伪影产生的原因可分为设备伪影、运动伪影、异物伪影 3 大类。

(1)设备伪影:指机器设备本身因素所产生的伪影。

1)化学位移伪影:指原子核因所处的分子环境不同,质子共振频率出现差异而形成的图像失真,称为化学位移伪影。高场强 MRI 机器比低场强 MRI 机器化学位移伪影显著。常发生在脂质含量差异较大的两种组织的界面,如肾与肾周脂肪组织的交界处。

2)截断伪影:当 MR 信号突然发生跃迁,傅立叶变换时,在两个环境界面信号差别大的组织,如颅骨与脑表面、脂肪与肌肉等之间会产生信号振荡,在读出(频率)编码方向上出现环形黑白条纹的伪影。

3)卷褶伪影:被检查部位超出了 FOV(视野)范围,扫描野以外的部位重叠到扫描野内的图像上。主要发生在相位编码上。可通过增加 FOV 得到解决。

(2)运动伪影:是指由人体生理运动、自主性运动及患者躁动不安产生的伪影,表现为相位编码方向上产生间断的条弧形的阴影。

(3)金属异物伪影:如果金属异物尤其是铁等磁性物质,不慎带入磁场中,干扰了主磁场的均匀性,在金属异物周周出现信号盲区或图像出现空间错位严重失真变形。

4.MRI 的优缺点　MRI 应用于临床后,显示了它强大的潜力。MRI 在显示颅颈结合部、颅底、后颅凹及脊髓疾病方面明显优于 CT。对中枢神经系统疾病的诊断具有较高的敏感性。

磁共振与 CT 比较,其主要优缺点及禁忌证如下。

(1)优点

1)其有高对比度的软组织分辨率。

2)多参数成像,采集信息多。

3)任意方向的断层成像,定位准确。

4)不存在骨伪影。

5)可对人体进行无创性的化学元素量分析和功能方面的研究。

6)提高了对心脏和大血管形态和功能的诊断水平。

7)无放射性损伤。

(2)缺点

1)检查费用偏高。

2)检查时间相对较长。

3)"缺水"病灶不敏感。

4)危重患者不宜做 MRI 检查。

(3)禁忌证:动脉瘤银夹结扎术后、眼球内金属异物存留者、装有心脏起搏器患者严禁 MRI 检查。体内留置金属异物者不宜做 MRI 检查。

5.MRI 临床应用基础 加权图像(WI)是指通过调节 TR、TE 翻转角,以得到突出某个组织特征参数的图像。包括 T_1 加权像(T_1WI)、T_2 加权像(T_2WI)及质子密度加权像(PDWI),其中以 T_1WI 和 T_2WI 最为常用。

(1)T_1 加权像:以 T_1 差别为主的称为 T_1 加权像。组织间的对比度主要由组织的 T_1 值决定,T_1 较短的组织信号强。在 SE 序列中,选择短 TR 值能充分显示组织的 T_1 差别,选择短 TE 值可减少组织 T_2 特征的影响。所以在 SE 序列中 T_1 加权像为两短,即短 TR、短 TE。T_1WI 有利于观察组织解剖结构,在 T_2WI 呈低信号的组织结构有:①T_1 长:水、脑脊液;②氢质子密度低的物质:如钙化、气腔、骨皮质;③流空效应。

在 T_1WI 呈高信号的组织结构有:①T_1 短:脂肪、高蛋白液体;②正铁血红蛋白;③黑色素;④Gd-DTPA;⑤钙化小于 30%。

(2)T_2 加权像:以 T_2 差别为主的称为 T_2 加权像,组织的信号强度主要由组织的 T_2 值决定。具有较长 T_2 值的组织信号较强。T_2 加权像采用长 TR 值与长 TE 值的联合作用得到,长 TR 可减少 T_1 相关性的影响,长 TE 则有足够的时间来形成 T_2 对比。T_2 加权像为两长:长 TR、长 TE。

T_2WI 有利于发现病变,在 T_2WI 呈低信号的组织结构有:①T_2 短:含铁血黄素、黑色素;②氢质子密度低的物质:如钙化、皮质骨、气腔;③流空效应。

在 T_2WI 呈高信号的组织结构有:①T_2 长:高铁血红蛋白;②水、脑脊液。

(3)质子密度加权像:质子密度加权像指主要反映质子密度的图像。一般生物组织(质子密度)PD 差别不大,信号强度由 T_2 决定。

6.脑梗死的 MRI 表现 脑梗死的 MRT 表现主要反映病灶水含量的改变。

(1)梗死 6h 内,由于细胞毒性水肿,梗死区含水量增加,T_1 和 T_2 弛豫时间的延长。在 T_1 加权像上呈低信号，在 T_2 加权像上为高信号，以 T_2 加权像为敏感。

（2）发病后 6～24h，细胞毒水肿加重并发生血管原性水肿，髓鞘脱失，脑细胞死亡，血脑屏障破坏，T_1 及 T_2 值进一步延长。注射 Gd-DTPA 后梗死区异常强化。

（3）第 2～7 天，脑水肿进一步加重，梗死区呈长 T_1、长 T_2 信号，但由于血管原性水肿，病变内蛋白质含量增高，与发病第 1 天比，T_1 和 T_2 略有缩短。

（4）第 2～3 周，梗死中心坏死，周围血管增生，血脑屏障通透性增加，占位效应消退。增强扫描，梗死灶呈脑回样强化，此系亚急性脑梗此的特征性表现。

（5）慢性期脑梗死 T_1 及 T_2 值明显延长，信号强度类似于脑脊液，常伴有局限性萎缩征象，如脑室扩大及脑池、脑沟增宽。

7.特殊类型脑梗死的 MRI 表现

（1）出血性脑梗死（HI）：在 MRI 上，先呈脑梗死典型的长 T_1 和长 T_2 信号，1～2 周内出现出血。出血多为斑片状，亚急性及慢性期出血有正铁血红蛋白形成，故在各种成像序列中呈高信号，血肿周围含铁血黄素沉积，在 T_2 加权像上显示为低信号。但梗死后由于血管再通及侧支循环好，局部血流灌注丰富，氧分压较高，故去氧血红蛋白及高铁血红蛋白（MHB）的转变较慢且量较少，故信号变化不及脑内血肿典型。

（2）分水岭梗死：分水岭梗死是两支脑动脉如大脑前动脉和大脑中动脉、大脑中动脉与大脑后动脉、小脑上动脉和小脑前下动脉或小脑后下动脉供血交界区发生的脑梗死。大脑前动脉和大脑中动脉、大脑中动脉和大脑后动脉、小脑上动脉和小脑下动脉两侧对称，终末分支相互吻合，需要时易形成侧支循环。分水岭梗死常发生在大动脉阻塞、全身性低血压或心排血量减少时，顶枕区皮质是最易受累的交界区。依灌注压减少的持续时间及严重程度不同，可发生短暂性脑缺血发作或完全梗死，缺血信号的发生可局限于近端白质或周边的灰质，并可两者都受累。

（九）功能磁共振成像（fMRI）

功能磁共振成像（fMRI）是近年来在常规磁共振成像基础上发展起来的一种新的成像技术，它能无创伤地对神经元活动进行比较准确的定位，并具有比较高的空间和时间分辨率及较好的可重复性等特点，已开始应用于神经科学的基础研究领域，如视觉、动觉、感觉、听觉、味觉、语言及记忆等，并开始临床研究应用。理论上讲，凡以反映器官功能状态成像为目标的磁共振成像技术都应称为功能磁共振成像。目前，临床已较为普遍使用的功能成像技术有各种弥散加权磁共振成像技术（DWI），各种灌注加权磁共振成像技术（PWI），磁共振波谱和波谱成像技术

(MRS)以及血氧水平依赖磁共振成像技术(BOLD)。当我们使用直接或间接观察脑神经元活动和神经通路的成像技术时,这种成像技术应叫作脑功能磁共振成像(fMRI),它一般应包括脑血流测定技术,如注射对比剂、灌注加权和 BOLD;脑代谢测定技术,如 ^1H 及 ^{31}P 的位移成像;神经纤维示踪技术,如弥散张量和磁化转移成像。

(十)磁共振弥散加权成像(MR DWI)

1.磁共振弥散加权成像原理　弥散是指分子的随机侧向运动,即布朗运动,单位为 mm^2/s。通常弥散用来描述分子等颗粒由高浓度向低浓度区扩散的微观运动。MR DWI 是在自旋回波(SE)T_2 加权序列 180°脉冲前后加上两个对称的弥散敏感梯度脉冲。对于静止(弥散低)的水分子,第一个梯度脉冲所致的质子自旋去相位会被第二个梯度脉冲再聚焦,信号不降低;而对于运动(弥散强)的水分子,第一个梯度脉冲所致的质子自旋去相位离开了原来的位置,不能被第二个梯度脉冲再聚焦,信号降低。根据 Fick 定律,真正的弥散是由于浓度梯度导致的分子热运动,在 MRI 中,浓度差异造成的分子运动和压力梯度、热效应以及离子的相互作用引起的分子运动无法区分,因而只用表观弥散系数(ADC)来表示机体中所测到的弥散。

由于采用常规 SE 序列的 DWI 序列成像时间长,受检者轻微的运动都会产生较明显的运动伪影,而使 DWI 图像模糊,不能用于常规临床检查。高性能梯度的发展,可以采用 EPISE T_2 加权行 DWI,可明显减少成像时间、降低运动伪影,增加因分子运动而使信号强度变化的敏感性。因此目前 MR DWI 首选回波平面成像(EPI)脉冲序列,成像时间可短至 30ms,运动伪影明显减少,所测 MR 弥散系数的精确性增高。此外,人体结构的几何特性与纯水不同,弥散在不同方向也不相同。如神经纤维走行区(脑白质、脊髓白质),神经轴突外包髓鞘,在垂直于此方向弥散受限,而在沿轴突方向却无髓鞘阻挡,弥散相对自由。因此一般弥散成像时将弥散敏感梯度场施加在相位编码、层面选择、读出 3 个方向,进而立体地测量 3 个方向的弥散。这必然延长了扫描时间,增加了产生移动伪影的机会。故急诊患者可以只进行各向同性图像的测量。

2.MR DWI 在脑梗死中的诊断价值　弥散加权图像提供了传统 MRI 图像没有的脑部病理状态信息,特别是它提供了水分子弥散的信号比例。脑梗死时组织缺血缺氧引起的细胞能量代谢降低减弱了细胞膜上 Na^+-K^+-ATP 酶的活性,导致了离子梯度的丧失和水从细胞外向水分子很少运动的细胞内代谢区的网络转运,使得细胞内空间扭曲和胞质流动性减低;同样,伴随着细胞的肿胀,细胞外的几何空间也开始变小,形成细胞毒性脑水肿。该病理变化导致了细胞内外弥散的降低。这种弥散减低在 DWI 上呈显著高信号,在 ADC 上则为低信号。

动物实验研究表明,梗死发生数分钟后即出现 ADC 下降,DWI 信号增高。这种信号变化在血流阻断后 30min 即可被 DWI 发现,ADC 值在 8～32h 到达最低点,并在以后的 3～5 天内保持显著的低水平,1～4 周后 ADC 恢复到基线水平。通过侧重于测定脑梗死于 MR DWI 中信号强度随时间的演变过程和规律的研究表明,急性脑梗死患者行 MRI 扫描所获弥散加权成像中呈异常弥散的百分比随发病与扫描的间隔时间的延长呈下降趋势,发病 2 周以上的患者未见异常。

因此,DWI 对于超急性脑梗死有高度敏感的检出率。典型的脑梗死在 DWI 上呈高信号,ADC 降低。DWI 对超急性期脑中风的诊断价值已被公认,它已成为超急性期脑梗死的常规序列。有研究显示缺血核心区 ADC 为 0.56,半暗带区为 0.91,但是半暗带内可逆与不可逆部分脑组织 ADC 分则为 1.00 与 0.98,差别很小。因此,不能单凭 DWI 检查有效判断缺血组织存活的可逆性。

常规 CT 和 MRI 在最早时间内不能可靠地检出梗死灶。在梗死发生 6h 内 CT 的敏感性为 38%～45%,MRI 为 18%～46%;在梗死发生 24h 内,CT 敏感性为 58%,MRI 为 82%。DWI 对超急性和急性梗死的检出敏感性和特异性非常高,敏感性为 88%～100%,特异性为 86%～100%。从病理学基础来看,DWI 上的高信号代表细胞毒性水肿,而 T_2WI 上的高信号代表血管源性水肿。可以说弥散成像反映的是脑细胞的功能状态,高信号表明细胞的弥散功能下降,此时组织的含水总量无增加;而 T_2WI 反映的是组织内水含量的变化。因此两者反映组织内变化的角度不同,前者表现功能变化,后者则表现组织形态学变化,且常常晚于组织功能性变化,所以超急性期脑梗死 T_2WI 常常不能显示。

在 DWI 上 7～10 天内的梗死灶为高信号,ADC 降低,陈旧性病灶由于弥散升高为低信号,在 ADC 图上则为高信号。因此,DWI 不仅可以准确的检出急性动脉性梗死,结合 T_2WI 还可以鉴别梗死灶的各个分期,对于既往有脑梗死病史再次发病者,可以区分梗死病灶的新旧。在超急性、急性期由于组织总水量不增加,所以 T_2WI 未见异常,而 DWI 为高信号;亚急性期 DWI 及 T_2WI 均为高信号;而慢性期 DWI 为低信号,T_2WI 为高信号。ADC 图上的信号强度与 DWI 所示相反。

DWI 对脑梗死的诊断仍存在假阴性和假阳性。造成假阴性的原因可能是病灶小(如位于脑干的腔隙性梗死灶)而 DWI 空间分辨率有限所致。磁敏感效应造成的高信号伪影,某些病变(如脑肿瘤和脑脓肿)可能被误诊为脑梗死病灶,从而造成假阳性诊断。总之,弥散加权图像的空间分辨率有限,磁敏感效应造成的高信号伪影、在脑干部位的严重伪影,因此在应用弥散加权图像诊断脑梗死的同时应结合常规 MRI,以避免假阳性。

(十一)MRI 灌注成像(MR PI)

1.MR PI 原理和方法学

(1)基本原理:MR PI 是在 MRI 快速成像[如平面回波成像(EPI)]技术的基础上发展起来的。EPI 技术已能达到进行 MR-PI 的要求,在一次检查中,可允许采集解剖和生理方面的信息。EPI 可用来反映血管内团注造影剂在脑微血管内的血流动力学变化,能够在大约 100s 内产生图像,同时进行多层扫描(如 8~12 层),覆盖整个大脑,每层动态扫描 40~60 次,且全脑的时间分辨力都较高。应用 T_2 加权 EPI,血管内顺磁性造影剂在脑组织微循环中首次通过时,磁化敏感效应增加,引起局部磁场的不均一性,T_2 缩短,导致成像脑组织信号逐渐下降.造影剂流过脑组织后信号逐渐恢复到基线水平。因为梯度回波 EPI(GE-EPI)比自旋回波 EPI(SE-EPI)对 T_2 的变化更敏感,因此在造影剂通过时,产生较大的信号强度变化,更容易探测到信号强度降低的敏感区域。根据脑组织信号变化的过程,可以绘制出单一体素的信号强度-时间曲线,进一步用 γ 函数将其非线性拟合成完整的不再受造影剂再循环和漏出影响的组织浓度-时间曲线,再根据这个曲线分析脑组织的灌注情况和灌注图像。

(2)造影剂:用高压注射器静脉团注 Gd-DTPA,剂量为 0.1~0.2mmol/kg,应用 18~20G 静脉穿刺针穿刺肘前静脉,注射速度 5~10ml/s,紧接着以同样速度注射 20ml 生理盐水。注射造影剂与扫描同时进行。

2.MR PI 在脑梗死中的诊断价值 3D MR PI 确定急性大脑中动脉血栓栓塞的敏感性比 CT 更高(研究显示分别为 82% 和 54%),并且 MR PI 可显示缺血半暗带。半暗带是指已发展为功能性障碍但仍然具有活性、围绕缺血中心的可逆性损害的脑组织。该部分脑组织呈低灌注,如果获得适当的灌注,可以挽救。脑卒中发病 3~6h 内,应用 rtPA,溶栓治疗效果最好。脑梗死早期的 PWI 表现正常情况下,不同部位(灰质、白质、基底节区等)的脑组织灌注状况是有区别的。人类缺血性病灶的核心梗死区的 CBF 为 8~34ml/(min·100g 脑组织),IP 的 CBF 为 20~25ml/(min·100g 脑组织),3h 内的早期溶栓治疗能挽救 CBF<12ml/(min·100g 脑组织)的可逆性损伤组织,脑血管狭窄或阻塞后,缺血区毛细血管灌注压(CPP)降低,平均经过时间(MTT)延长,但脑血管启动自动调节机制代偿性扩张,使局部的 CBV 增加以维持正常的 CBF;当 CPP 持续下降,血管扩展达到极限,CBV 不能继续增加反而下降时,CBF 开始下降。因此,MTT 对缺血的敏感性最

高,而 CBF、CBV 的特异性和准确性较高。其中 PWI 参数脑血流量(CBF)是预测半暗带组织存活的最佳指标。

在脑缺血不同区域和不同阶段,局部血液供应有如下 4 种情况:①无灌注或灌注不足区,MTT 延长,CBV 减少;②侧支循环建立,MTT 延长,CBV 增加或正常;③血流再灌注,MTT 缩短或正常,局部脑血容量 rCBV 增加,局部脑血流量 rCBF 轻度增加或正常;④过度灌注,rCBV、rCBF 显著增加。溶栓治疗对脑梗死或具有侧支供血的脑组织的梗死治疗效果明显,对基底节区等深穿支、血管终末支供血的区域治疗效果不很理想。

MR PI 可预测脑卒中患者继发性出血的危险性,特别是对溶栓治疗的患者价值更大,发展为继发性出血的区域与持续性低灌注有关。因此,MR PI 不仅可评估脑缺血,而且可监测继发性出血。MR PI 有助于制订急性脑卒中患者治疗方案,一方面根据病情采取合适的溶栓治疗;另一方面可帮助避免血管造影和溶栓带来的危险。

基于 EPI 的 MR PI 数据采集速度快、时间分辨率高、病变检出敏感性高、方法简单、无电离辐射、一次可多层成像,并同时覆盖整个颅脑,能正确评估缺血性脑血管病局部微循环的血流动力学变化,尤其对急性脑卒中患者,除超早期显示病变外,与 DWI 结合还可确定是否存在缺血半暗带,进一步指导溶栓治疗和判断预后。其不足点是目前只能进行参数的半定量分析,此外,颅底骨骼-窦腔气体交界面有磁敏感性伪影的干扰,在一定程度上影响了图像的分析。

3.DWI 和 PWI 联合应用　在 DWI 上,正常或接近正常的弥散数据不能分辨大的缺血半暗带的危险组织。如果仅用 DWI 评估超早期脑卒中,那么几乎 25% 的患者缺血危险组织分布的分类不正确。因此,应结合临床表现和增加 MR PI 方面的资料,进一步对病变的血管分布进行分类,这是施行最好的治疗选项、改善治疗效果的手段之一。

DWI 可以超早期显示缺血病灶,PWI 可以评价缺血区的灌注情况,在理论上两者结合可以确定 IP。以下 4 种情况提示不同意义:①DWI 显示的异常区域明显小于 PWI,55%～70% 的缺血患者在发病后数小时内表现为此型,多为较大血管及其分支的阻塞,提示 DWI 显示的异常区域可能包括了梗死核心和 IP,积极救治可能会减少最终的脑梗死范围和区域;②DWI 与 PWI 显示的异常区域大小相仿,见于大面积的梗死灶且缺乏侧支循环,在发病早期即发生不可逆性损伤;③DWI 异常而 PWI 未显示灌注缺损区,甚至显示灌注过度,其最终随访所显示的梗死区域都与 DWI 显示者大小相仿或较小,可能是由血管部分或完全的自发性再通所致;

④DWI正常而PWI显示灌注缺损，提示一过性脑缺血，而没有梗死，此阶段DWI和T_2WI有盲区表现，而单纯依靠DWI/PWI不匹配容积来判断组织的存活性缺乏准确性，因而将T_2WI、DWI、PWI图像的多种参数经校准后并运用聚类分析法综合形成组织特性图，能不依赖缺血时间来预测组织发生梗死的危险性，其准确性明显高于单纯的DWI或PWI。

研究显示，联合应用MR PI和磁共振弥散加权成像（DWI）在1周内可早期发现急性缺血性脑卒中的缺血半暗带。在脑卒中超早期，如出现MR PI与DWI不一致区，说明存在半暗带。当病变侧与健侧的rCBF比率小于0.59和MTT比率大于1.63时，说明半暗带已发展成梗死。确定超早期脑卒中患者是否存在梗死危险性的脑组织仍然面临挑战。MR PI与DWI不一致区，rCBF和rCBV临界值分别为35和8.2时，缺血脑组织发展成梗死的敏感性为81%，特异性为76%。CBF和CBV的定量测量，可以帮助预测梗死的发展，并选择适合溶栓治疗的患者。

总之，磁共振DWI及PWI能在脑缺血超早期显示病灶大小和部位，DWI反映的是脑细胞损伤的病理状态，PWI反映了血流动力学的变化和预后微循环的变化，两者联合应用对评估缺血脑组织是否存在半暗带会更加全面，为溶栓治疗时间窗提供个体化信息，对疗效评价和预后判断有重要参考价值。

（十二）正电子发射断层扫描（PET）

1.原理　正电子发射断层扫描（PET）的显像是应用静脉或吸入放射性核素（RN）进入血管及脑组织，RN衰变过程中发射出正电子，它在脑组织内移动过程中，正电子与电子碰撞，电子对湮灭。在碰撞前，正电子仅移动一级短距离，它具有很高的空间分辨率。每对正电子和电子碰撞过程中产生一对光子，相互呈反方向发射。这些光子经计算机处理所得影像反映局部含放射性核素的浓度。

2.在脑血管疾病中的应用　脑血管疾病导致脑损伤的病因是缺血，脑灌注出现显著变化，这些变化及因之而产生的葡萄糖代谢和氧摄取及氧利用的变化，可以由放射性核素方法测得。因此，PET不仅在早期急性脑梗死的诊断、定位及评价预后方面起重要作用，而且为脑卒中患者的神经生理和神经病理学机制研究提供了有价值的帮助。

PET具有以下3方面的独特作用：①研究远离缺血部位区域的皮层变化，这些变化可能是由皮层或小脑神经传入阻滞或神经功能联系不能所致；②在血管损害后数小时，当CT阴性或可疑时进行急性脑梗死的定位和诊断；③评估预后，研究急性或亚急性期再灌注及其他参数。

（1）PET诊断TIA：TIA的CT和MRI多为正常，而脑功能和血流灌注现象却常能发现受累血管供血区呈现代谢异常和（或）血流损害征象，并能证实 EEG、CT 和 MRI 不能探查到的椎-基底动脉供血不足，为手术治疗提供有用的信息。PET 显像可以观察到 TIA 时的脑血流灌注、氧利用及葡萄糖代谢之间的密切关系及明显变化。最初，缺血引起 rCBF 减少和局部氧摄取分数（rOEF）增加，局部脑葡萄糖代谢率（rCMR-glu）轻度下降，灌注减低后血流和代谢的不一致表现为代谢代偿性转变，称为"贫乏灌注"。1周后梗死灶倾向于 rCBF 增加向局部脑氧代谢率（rCMRO$_2$）和 rCMR-glu 降低，这种现象称为"过度灌注"，往往提示预后良好。在这种情况下，rCMRO$_2$ 比 rCBF 能够更好地预测疾病的预后。1 个月后，rCBF 与 rCMR-glu 较对侧正常脑组织的水平低，当 rCBF 和 rCMR-glu/rCMRO$_2$ 在比基础值低的水平再平衡时，将到达脑卒中的晚期，通过介入治疗增加 rCBF 将不能恢复神经元的功能。

（2）半暗带的探测：PET 显像发现不可逆性脑缺血组织即脑梗死区 rCBF、rCMRO$_2$、rOEF 均降低，这种方法确定的脑梗死区与尸体解剖的结果十分吻合。PET 显像还发现在脑梗死区周围存在 rCBF、rCMRO$_2$ 降低，但 OEF 升高的组织，反映了此处脑组织试图通过增加 OEF 从而维持依赖性的高氧代谢。随着病程延长，OEF 可能降低，这部分脑组织即为缺血半暗带。在缺血中心区由于 rCBF 下降明显，低于维持电生理活动的阈值，细胞代谢所需物质供应不足，rCMRO$_2$ 下降，细胞很快发生坏死；而缺血周边区域 rCBF 下降程度轻，细胞在一段时间内脑细胞尚可维持存活，随着缺血时间的延长，逐渐发展为坏死。通过治疗，阻止半暗带向梗死发展，可减少神经元的损伤，因而通过 PET 早期测定半暗带的范围，检测其动态变化，可帮助判断患者的预后及进行临床分型。

（3）缺血区的过度灌注：脑梗死的另一特点是缺血区出现过度灌注。过度灌注在急性期可能由正常脑血管自动调节功能的减弱，导致不恰当的脑血管扩张，局部脑血流增多所致。多数学者认为，过度灌注的患者预后良好，甚至较灌注部分恢复的患者更好。但是，在亚急性期所出现的过度灌注，可以掩盖真正的局部缺血病灶，这是必须引起注意的。

（4）检测脑卒中对远隔部位代谢的影响

1）对侧小脑低代谢：交叉性小脑神经功能联系不能（CCD）是指幕下梗死对对侧小脑的代谢性抑制作用，约占 1/2，多见于病灶范围大并累及内囊后肢，系皮质-脑桥-小脑降支受累所致，与锥体束无确切关系，不易恢复，其临床意义有待证实。

2）丘脑-皮质神经功能联系不能：PET 证实一侧丘脑或丘脑内囊梗死引起整个同侧皮质功能抑制，主要见于丘脑病灶的皮质投射区，也可波及对侧皮质，但可逐渐恢复。

3)白质损害:MCA 梗死累及视放射可造成同侧视皮质醇利用率下降。有学者报道,白质梗死可诱发邻近脑皮质的低灌注,与其联系纤维受破坏有关。

4)皮质病灶对皮质下代谢的影响及对同侧皮质的影响:PET 证实皮质梗死常有同侧纹状体和丘脑低代谢,提示深部核群低代谢与认知障碍有关。对同侧皮质的影响可能与病灶半暗带水肿扩延及选择性神经元损害有关。

第二节　脑出血

一、概述

脑出血(ICH)是指脑动脉、静脉或毛细血管破裂导致脑实质内的出血。ICH 分为外伤性和非外伤性。外伤性脑出血一般在颅脑损伤专著论述。非外伤性脑出血又称自发性脑出血,在非外伤性脑出血中,根据出血原因不同,又分为原发性脑出血和继发性脑出血。原发性脑出血是由于脑实质内小动脉破裂所致,占全部脑卒中的 20%～30%。脑出血可以分为大脑出血、脑干出血、小脑和脑室出血,其中大脑半球出血约占 80%,脑干和小脑出血约占 20%。

二、病因与发病机制

(一)病因

脑出血病因较多,受环境和遗传因素的影响。高血压合并小动脉硬化最常见,其他如动静脉畸形、动脉瘤、脑淀粉样血管病、血液病(白血病、再生障碍性贫血、血小板减少性紫癜、血友病和镰状细胞贫血病)、脑底异常血管网病、脑动脉炎、静脉窦血栓形成、原发或转移性肿瘤、抗凝剂及溶栓药物等所致。

(二)发病机制

高血压性脑出血是脑出血最常见的和最主要的病因,约占全部脑出血的 60% 以上。发病机制尚不完全清楚,可能为长期高血压引起脑内小动脉或深穿支动脉壁玻璃样变及纤维素样坏死,使小动脉壁变脆,血压持续升高引起动脉壁内膜破裂,导致微小动脉瘤或微夹层动脉瘤形成。血压骤然升高时血液自血管壁渗出或动脉瘤壁破裂,血液进入脑组织形成血肿。脑动脉壁中层肌细胞薄弱,外膜结缔组织少且缺乏外弹力层,这既是夹层动脉瘤和微动脉瘤形成的解剖基础,也是脑出血比其他脏器出血多见的一个原因。此外高血压引起小动脉痉挛,导致小血管缺氧坏死、血栓形成、斑点状出血及脑水肿，这一过程若持久而严重，则可融汇成大片脑出血。高血压病导致的脑出血多发生在脑内大动脉直接分出的穿通小动脉，如大脑中动脉的豆纹动脉、丘脑穿通动脉等。豆纹动脉等穿通动脉自大脑中动脉近端呈直角分出，受高压血流冲击易发生粟粒状动脉瘤，使深穿支动脉成为脑出血的主要好发部位，因而豆纹动脉外侧支有"出血动脉"之称。

脑淀粉样血管病是老年人原发性非高血压性脑出血的常见原因，占脑出血的5%～10%，好发于皮质及皮质下或脑叶，特点是易反复发生，多灶出血。发病机制不清，可能是小动脉与毛细血管的通透性增加，血浆中的淀粉样物质沉积在脑血管壁，形成纤维蛋白样坏死。当情绪激动或活动诱发血压升高时血管瘤破裂引起出血。脑淀粉样血管病的确诊依靠活检或者尸检的病理检查。

颅内动脉瘤体积通常很小，在发生破裂出血前很少被发现，只有少数巨大型动脉瘤因压迫邻近结构出现症状，在破裂前经特殊检查得以确诊。长期高血压、动脉粥样硬化、脑血流动力学因素以及多种原因引起的动脉壁损害，是导致动脉瘤的主要因素。颅内动脉瘤从形态上一般分为两种：一种为囊状，多为先天性动脉瘤；另一种为梭形，多由动脉粥样硬化引起。当动脉瘤壁承受的压力超过瘤壁的牵张极限，即可发生破裂出血。脑血管畸形中引起脑出血的主要有两型：动静脉畸形和海绵状血管瘤，以前者多见。

烟雾病（moyamoya 病）又称脑底异常血管网病，好发年龄为 5～9 岁和 20～39 岁两个年龄段，儿童及少年多表现为脑梗死，青壮年多表现为脑出血，常位于侧脑室附近，是侧脑室出血的常见原因，病因和发病机制尚不清楚。

血液病如血友病、白血病、再生障碍性贫血、血小板减少性紫癜等因凝血功能障碍而引起大片状脑出血。结节性多动脉炎以及一些病毒性、立克次体性疾病等导致血管壁炎症和坏死，引起破裂出血。颅内肿瘤引起的脑出血主要是由于瘤内新生血管破裂所致。抗血小板聚集的药物如阿司匹林和抗凝剂华法林，联合应用容易导致出血。血液病、血管炎、颅内肿瘤、脑淀粉样血管病和药物等引起的脑出血通常为多发性的，而高血压引起者少见。

三、病理生理改变

（一）脑血液循环生理

人脑重 1300～1500g，虽然只占体重的 2%～3%，但脑组织的代谢水平高，血流量较多，耗氧量也较大，脑血流量占心排血量的 15% 左右，耗氧量占全身耗氧量的 20%～30%。脑组织较其他器官相比对缺血、缺氧性损害更加敏感，无论氧分压明显下降或血流量明显减少均会出现脑功能严重损害。心搏骤停 10s 内可发生意识丧失,若阻断脑血流 6s 神经元代谢受影响,阻断 2min 脑电活动停止。动物实验证明,完全阻断血流超过 4~5min 可产生不可逆性脑损害。

脑组织能量来源主要依赖于糖的有氧代谢,几乎无能量储备,完全依靠血液输送。正常情况下,肝脏输出的葡萄糖中有近 70% 被脑组织所利用,所以葡萄糖的正常输送对脑组织的代谢和正常脑功能活动的进行是必不可少的,一旦血糖过低,将出现乏力、晕厥、意识障碍。

维持正常人的脑功能需要持续地供应氧和葡萄糖,而脑组织的耗氧量与脑皮质的功能活动有关,灰质的耗氧量高于白质的 2~3 倍,因而脑组织内血流量分布不均匀。脑灰质血流量较白质高,脑灰质可达 77~138ml/(100g·min),而脑白质仅为 14~25ml/(100g·min)。由于脑组织血流量分布不均一,灰质血流量远高于白质,大脑皮质血液供应最丰富,其次是基底核和小脑皮质。因此,急性缺血时大脑皮质可发生出血性脑梗死(红色梗死),白质易出现缺血性脑梗死(白色梗死)。不同部位脑组织对缺血缺氧损害敏感性不同,大脑皮质(第 3、4 层)、海马神经元对缺血和缺氧最敏感,其次是纹状体和小脑 Purkinje 细胞,脑干运动神经核耐受性较高,因此,相同致病因素在不同部位可导致的病理损害不同。

影响脑血流因素很多,包括脑灌注压、动静脉压力差、脑血管阻力和血液流变学等。脑血流量与脑灌注压成正比,而与脑血管阻力成反比,脑动脉灌注压在一定范围内波动并不引起脑血流量改变。在缺血或缺氧病理状态下脑血管自动调节机制紊乱,使血管扩张,引起脑水肿和颅内压增高,可出现缺血区充血、过度灌注或脑内盗血现象。颅外血管入椎动脉、锁骨下动脉或无名动脉狭窄或闭塞时可发生脑外盗血现象,出现相应盗血综合征。脑血流的自动调节机制还不十分清楚,包括肌源性、神经性、化学性以及肽能机制等。

(二)脑血管解剖特点

脑部的血液是由颈内动脉系统和椎-基底动脉系统供应。每支颈内动脉每分钟有 300~400ml 血液注入,其中大部分流入大脑中动脉;每支椎动脉每分钟约有 100ml 血液注入,因此脑的动脉血中有 70%~80% 来自颈内动脉,20%~30% 来自椎动脉。颈内动脉和椎动脉由颅底进入颅内,在颅底首先连成颅底动脉环(Willis 环),由动脉环发出分支入脑。Willis 环由双侧大脑前动脉、颈内动脉、大脑后动脉、前交通动脉和后交通动脉组成,前交通动脉连接两侧大脑前动脉,后交通动脉使颈内动脉或大脑中动脉与大脑后动脉沟通,该环使两侧大脑半球及一侧大脑半球的前、后部分有充分的侧支循环,具有脑血流供应的调节和代偿作用。据统计国人约有 48% 的 Willis 环发育不全或异常,但不影响脑部供血。不正常的动脉环易出现动脉瘤,前交通动脉和大脑前动脉的连接处是动脉瘤的好发部位。此外,颈内与颈外动脉分支间侧支循环(如颈内动脉的眼动脉与颈外动脉的颞浅动脉、颈外动脉的脑膜中动脉与大脑前、中、后动脉的软脑膜动脉间吻合),椎动脉、锁骨下动脉与颈外动脉间侧支循环,大脑前、中、后动脉分支间吻合等,均有脑血流调节及代偿作用,但是脑深穿动脉吻合支较少,侧支循环不如皮质支丰富,脑血流调节代偿作用较差,深部白质脑梗死多见。由于脑部动脉间有良好的侧支循环,当一侧颈内动脉狭窄或闭塞时,通过前、后交通动脉代偿供应,可不出现脑缺血症状。中老年人因脑底动脉粥样硬化导致血管狭窄,代偿能力下降,易发生脑梗死。

(三)脑血液循环

颈内动脉系统和椎基底动脉系统进入颅内后反复发出分支直至毛细血管,然后逐渐汇聚成静脉,静脉内的血液先回流至硬脑膜窦,再经颈内静脉等回流到心脏。

1.脑动脉系统包括颈内动脉系统和椎-基底动脉系统

(1)颈内动脉系统(前循环):起自颈总动脉,在甲状软骨上缘水平分成颈外动脉和颈内动脉。颈内动脉自颈部沿咽侧壁上升至颅底,在颞骨岩部穿行颈内动脉管至海绵窦,然后进入蛛网膜下腔。其行程可分为 4 段:颈部、岩部、海绵窦部和前床突上部,其中海绵窦部和前床突上部合称虹吸部,常呈"U"形或"V"形弯曲,是动脉硬化的好发部位。主要分支有眼动脉(主要供应眼部血液)、脉络膜前动脉(主要供应纹状体、海马、外侧膝状体、大脑脚、乳头体和灰结节等)、后交通动脉(与椎-基底动脉连接成 Willis 环)、大脑前动脉和大脑中动脉。颈内动脉系统供应眼部和大脑半球前 3/5 部分,包括额叶、颞叶、顶叶和基底节的血液。

大脑前动脉系颈内动脉终末支,在视交叉上方向前内行,进入大脑纵裂,在大脑半球内侧面延伸,皮质支主要供应大脑半球内侧面前 3/4、额顶叶背侧面上 1/4 部皮质及皮质下白质,皮质支阻塞可造成皮质缺血性梗死,主要表现为对侧小腿和足部瘫痪、感觉减退和椎体束征等,旁中央小叶受损出现尿便障碍;深穿支是大脑前动脉在前交通动脉前发出的一群小动脉,主要供应尾状核、豆状核前部、内囊前肢及部分膝部,深穿支受累可发生供血区腔隙性梗死,表现为对侧面部及上肢近端中枢性瘫痪。

大脑中动脉是颈内动脉的直接延续,向外行进至外侧沟内,分成数支皮质支,主要供应大脑半球背外侧面前 2/3 和岛叶,其中包括躯体运动中枢、躯体感觉中枢和语言中枢,如该动脉发生阻塞,将出现严重的功能障碍;深穿支又称中央动脉或豆纹动脉,是大脑中动脉主干垂直发出的一组动脉,主要供应尾状核、豆状核和内囊后肢的前部,该组动脉闭塞时出现同侧基底节区缺血性梗死,临床表现为三偏征(对侧偏瘫、偏身感觉障碍和偏盲)。

(2)椎-基底动脉系统(后循环):由椎动脉和基底动脉及其分支组成。两侧椎动脉均起自锁骨下动脉根部,向上穿行第 6 至第 1 颈椎横突孔,由枕骨大孔入颅,在脑桥下缘合成基底动脉。椎动脉分支主要有脊髓后动脉、脊髓前动脉、延髓动脉、小脑后下动脉;基底动脉分支包括小脑前下动脉、脑桥支、内听动脉、小脑上动脉和大脑后动脉等,大脑后动脉是基底动脉的终末支。基底动脉系统主要供应大脑半球后 2/5 部分、丘脑、脑干和小脑的血液。

2.脑静脉系统　脑的静脉壁薄,无肌肉及弹性纤维,缺乏弹性,无瓣膜,不与同名动脉伴行。脑静脉系统包括脑浅静脉、脑深静脉、静脉窦和颈内静脉等,脑浅静脉主要收集大脑半球皮质和皮质下髓质的静脉血,分别注入颅顶部上矢状窦和颅底部的海绵窦、横窦、岩上窦、岩下窦等。脑深静脉主要收集半球深部髓质、基底核、内囊、间脑和脑室脉络丛的静脉血,汇合呈一条大脑大静脉,注入直窦。硬脑膜窦的静脉血,最后汇入颈内静脉。

(四)脑出血病理

高血压性脑出血最常见的发生部位在大脑基底节和丘脑,约占全部脑出血的60%,其次为脑桥、脑叶、脑室及小脑出血,各占 10%左右。好发部位依次为大脑中动脉深穿支豆纹动脉、基底动脉脑桥支、大脑后动脉丘脑支、供应小脑齿状核及深部白质的小脑上动脉支、顶叶及颞叶白质分支等。壳核出血常侵犯内囊和破入侧脑室,血液充满脑室系统和蛛网膜下腔;丘脑出血常破入第三脑室或侧脑室,向外损伤内囊;脑桥或小脑出血常直接破入蛛网膜下腔或穿破第四脑室。进入脑室的血液凝集后阻塞脑脊液循环通道,导致阻塞性脑积水。非高血压性脑出血多位于皮质下,常由于脑淀粉样血管病、动静脉畸形、脑底异常血管网病等所致。

病理检查可见出血侧大脑半球膨隆肿胀、充血,脑回变宽,脑沟变窄,血液可流入蛛网膜下腔或破入脑室系统。出血灶多形成单独的大小不等的不规则空腔,中心充满血液或红色胶陈样血凝块,周围是坏死脑组织、出血性软化带和明显的炎细胞浸润。由于脑出血后血肿的占位效应,使周围脑组织受压,以及血肿周围脑组织水肿,引起颅内压增高,使脑组织受压移位、脑疝形成。幕上半球出血,血肿向下挤压丘脑下部和脑干,使之移位、变形和继发出血,常出现小脑天幕疝;丘脑下部和幕上脑干等中线结构下移形成中心疝;如颅内压增高明显或幕下脑干和小脑大量出血可发生枕骨大孔疝。脑疝是导致脑出血患者最常见的死亡原因。急性期后血块溶解,吞噬细胞清除含铁血黄素和坏死脑组织,胶质增生,小出血灶形成胶质瘢痕,大出血灶形成中风囊。

显微镜下组织学改变如下。

1.发病 1～3d 出血灶内红细胞形态完整,与周围组织境界清楚。出血灶周围有轻度水肿,毛细血管扩张充血,其周围出现多核白细胞及单核细胞浸润。可见少数环球状圆形小出血。胶质细胞增生,周围水肿,神经细胞呈急性肿胀及缺血性改变。

2.发病 4～7d 出血灶边缘红细胞开始破坏,与周围组织境界欠清楚。出血灶周围脑水肿加重,毛细血管增生,并有吞噬细胞出现,环球状出血增多,并逐渐与出血灶融合或互相融合成片状,弥散性胶质增生,神经细胞出现缺血性改变,髓鞘坏变。

3.发病 2～3 周 出血灶内红细胞大部分被破坏并开始被吸收,与周围组织境界模糊,出血灶逐步缩小。出血灶周围脑水肿逐渐减退,环球状出血加大互相融合成大片状。毛细血管增生同时有大量吞噬细胞出现。

4.发病 1～2 个月后 出血灶内红细胞基本完全破坏并被吸收,周围组织疏松,仍有毛细血管扩张、增生,吞噬反应活跃,出现大量含铁血黄素的吞噬细胞。

5.发病 6 个月后 出血灶全部被吸收清除,中风囊形成,囊壁由胶质纤维及胶原纤维组成,随着时间的推移,囊壁由薄变厚,由疏松变致密,并可见大量吞噬含铁血黄素的吞噬细胞,周围组织表现弥散性胶质增生,神经细胞有不同程度坏变。小的出血灶吸收后形成瘢痕。

脑出血一般于发病后 4～6h 自行停止,但少数患者仍有继续出血,预后较差。脑水肿在脑出血后 4～7d 最重,此时患者的病情可有加重。

(五)脑出血继续出血

过去一直认为脑出血是一个短时间内的活动性出血,一般在 4～6h 停止,以后病情加重主要是由于脑水肿等造成的。近年来通过对脑出血患者进行 CT 动态观察并与尸检结合发现,有的脑出血患者在一段时间内有继续出血症状。

脑出血后继续出血与脑出血再出血不同,再出血是指一次出血完全停止后,血管再次破裂出血,是两个过程或两个事件。而脑出血继续出血是一个过程,是指一次出血不断发展,在一段时间内血液持续从血管内渗漏的过程。

1.脑出血继续出血的发生率和发生时间 脑出血继续出血的发生率各家报道不同,为 16%～52%,发生时间以 6h 内最多,6～24h 部分患者有继续出血,24h 后很少有继续出血症状。

2.影响脑出血继续出血的因素 过去曾经认为脑出血继续出血与血压持续增高有关,现在通过临床观察和研究发现,血压升高与继续出血无相关性。目前认为下列因素与继续出血有关①部位:邻近脑室的部位,如丘脑、壳核继续出血的发生率较高,可能与脑室支持力弱有关;②血肿形状:形状不规则血肿的继续出血发生率是形状规则者的2倍;③饮酒:长期饮酒者继续出血的发生率明显增高,可能与长期饮酒造成肝功能严重损害,致凝血功能障碍所致;④肝功能严重损害者继续出血的发生率高于肝功能正常者3倍,道理同上。

3.脑出血继续出血与临床病情的关系 多数学者认为继续出血使病情加重,并使患者的死亡率增加,有学者对50例脑出血患者进行尸检并与CT对照研究发现,在死亡患者中继续出血约占52%,因此认为继续出血是导致患者死亡的主要原因。但也有人认为继续出血与临床症状之间并无必然联系,还要考虑到出血部位等其他因素。

4.脑出血继续出血CT标准 脑出血继续出血的诊断是以CT上血肿扩大来确定,一般认为血肿体积增大超过33%时即可确诊。

(六)血肿演变

无论自发性或外伤性脑出血,血液进入脑实质(或脑室)形成血肿。一般认为有三个阶段变化:①血肿内血液处于不同程度的凝固状态,其周围脑组织水肿或坏死(<3d);②血肿开始吸收,依血肿大小与位置不同,可持续1~4周;③血肿部位胶质增生,转化为纤维胶质瘢痕或空腔,形成所谓中风囊。在超早期(<6h),血肿内血液多为液态,出血激发周围组织凝血系统活跃,大量凝血因子,特别是凝血酶与纤维蛋白生成,凝血过程占优势,血液逐渐变稠或为半液态红细胞团,呈暗红色。外渗红细胞保持这种状态的时间长短,取决于脑局部凝血与纤溶强度或出血是否在继续。液态血肿持续时间过长(>6h),血肿有继续扩大的可能。引起血肿扩大的原因很多,与基础病变、年龄、出血部位、凝血机制、恶性高血压控制不佳、起病后仍处动态等有关。年龄较小、病变部位深、血压过高(>200/120mmHg)、急剧过度脱水治疗、长期大量饮酒、病前长期服用阿司匹林或其他抗血小板聚集药物均可能使血肿扩大。血肿扩大也多见于血管畸形、动脉瘤及丘脑出血破入脑室形成内引流。一般认为,血肿扩大的高发时间是发病后6h内,少数发生在6~24h,24h以后几乎不再出现血肿扩大。尽管有学者报道,发病后数天甚至2周后出现原出血部位的血肿体积扩大,这已经不是早期活动性出血,而属于再出血。脑出血6h后血肿液可逐渐变成半固态或固态血凝块,或为混合状态。但个体差别较大,血肿液所处状态取决于局部凝血强度及纤溶状态。有的血肿甚为坚硬,长达月余不液化,严重影响患者预后。少数患者脑内血肿在发病后 2～3 周仍呈半固态,这有利于血液的吸收。在实施颅内血肿微创穿刺清除术时,应密切注意引流血肿状态,依不同情况予以冲洗液、血肿液化液等治疗。脑内血肿自然吸收机制中,除与血肿局部凝血机制相抑制、纤溶相活跃有关外,还与局部吞噬细胞的功能、局部微循环重新开放的程度有关。

(七)继发性颅脑损伤

越来越多的证据表明,导致血肿四周区域受损的因素不仅仅只是占位效应。大多数 ICH 亚急性期时的 CT 扫描上都可见到血肿四周低密度区,在 MRI T_2 加权像上与之对应的是代表水肿的高信号带。然而,尚不清楚水肿的起源是细胞毒性还是血管源性的。细胞毒性水肿继发于缺血,而缺血可能是脑实质内微循环受压或血肿释放的代谢产物引起的血管收缩所致。脑循环自动调节也可能因颅内压增高而受损。其他研究者则认为水肿为血管源性,是受损血管本身所致。许多 SPECT、PET 和 MRI 研究在血肿四周水肿的起源上得到的证据相互矛盾。该领域的研究尚在进行中,它对治疗具有重要的意义。

四、临床表现

脑出血常发生于 50 岁以上患者,男性略多,多有高血压病史或脑动脉硬化病史,冬春季易发。常在活动、情绪激动或用力排便时发病,少数在安静状态下起病,睡眠中发病少见。发病前常有神经精神激惹因素,如过度的情绪激动、兴奋、生气、悲哀;过度劳累或用力,如长时间的饮酒玩乐、工作劳动等。上述诱因均可导致交感神经兴奋,血管收缩,血压突然升高而产生脑出血。患者发病前多无预兆,少数可有头晕、头痛、肢体无力、一过性运动障碍或语言障碍等。绝大部分脑出血患者为突然发生,起病急,50％的病人发病时出现剧烈头痛、呕吐,血压明显升高。发病后症状在数分钟至数小时内达到高峰,临床表现的轻重主要取决于出血部位及出血量。

(一)全脑症状

1.头痛、头晕、呕吐　头痛常为脑出血的首发症状。头痛是血肿造成脑组织移位牵拉血管、脑膜,血液破入蛛网膜下腔以及高颅压所致,当出现后两种情况是头痛明显加剧,伴有颈强。头晕也是脑出血较为常见的症状,患者在头痛的同时常伴有头晕。有的脑出血患者头晕很重,头痛反而不明显,尤其是小脑和脑干出血时,由于影响了前庭系统的功能,出现严重的眩晕。颅内压增高时也可以伴有头晕。呕吐也是脑出血的常见症状,多呈喷射状呕吐,多由出血时刺激了脑膜及颅内压增高所致,也可由脑干和小脑出血直接影响前庭系统引起。

2.意识障碍 意识障碍是脑出血早期较为突出的症状,一部分患者以意识障碍为主要表现。意识障碍的程度轻重不一,可为意识模糊、嗜睡及昏迷。脑出血后是否出现意识障碍主要取决于出血量及出血部位。一般大脑半球,包括基底节区的出血量超过 30ml 可以出现不同程度的意识障碍。丘脑、小脑尤其是脑干出血时,虽然出血量并不大,但由于影响了脑干网状系统或影响脑脊液循环,产生急性梗阻性脑积水、高颅压,也可产生严重的意识障碍。

脑出血患者的意识障碍一般持续 3～5d,部分患者可持续 1～2 周,少数患者可持续更长时间,主要取决于出血部位及出血量,也与患者一般状态有关。

3.脑膜刺激征 脑膜刺激征系血液进入蛛网膜下腔或破入脑室再入蛛网膜下腔引起。脑出血引起颅内压增高或小脑出血时也可出现脑膜刺激征,但多以项强为主,克氏征相对较轻或无。脑膜刺激征在深昏迷时消失。

4.精神症状 部分脑出血患者在急性期可出现精神症状,情绪不稳定,可表现为紧张、激动、兴奋不安,亦可出现幻听、幻视等幻觉。有的患者可出现抑郁性精神症状,如淡漠、迟钝、意志缺乏、情绪低落、焦虑,严重者可出现木僵状态。脑出血出现精神症状主要与出血部位有关,额叶、颞叶及丘脑出血时,常出现精神症状。脑出血时精神症状一般持续 1～2 周。

5.癫痫 脑出血时癫痫发生率为 7% 左右,多在出血后即刻或数小时内发生,少数患者以癫痫为首发症状。癫痫的发生与出血量的大小无平行关系,但与皮质损害关系密切。因此,临床上多见于脑叶出血,主要是额叶、颞叶及顶叶出血。皮质下结构中,尾状核出血也可引起癫痫发作。脑出血时癫痫主要表现为全面性强直-阵挛发作或部分性运动性发作,也可表现为复杂部分性发作。癫痫发作的原因系血液直接刺激脑皮质及血压升高、弥散性脑血管痉挛、脑水肿、皮质缺氧所致。

6.语言障碍 脑出血时可以出现各种语言障碍,主要是构音障碍和失语。当脑出血损伤皮质运动区、皮质脑干束或延髓内有关神经核团时,可引起口咽部肌肉瘫痪,产生构音障碍,表现为吐字不清。当脑出血损伤皮质语言中枢、皮质下相关核团以及他们的纤维传导通路时,临床上可出现各种失语。常见者为运动性失语、感觉性失语、混合性失语及命名性失语。

7.运动和感觉障碍

(1)脑神经障碍:由于脑出血部位不同,瞳孔可出现不同改变。中脑出血时因损害了位于中脑的缩瞳核及其纤维,可出现瞳孔扩大。较重的脑桥出血可出现双侧瞳孔缩小,有时为针尖样瞳孔,是影响了双侧交感神经下行纤维所致。丘脑出血时由于损害了交感神经中枢,可出现 Horner 征:同侧瞳孔缩小,并伴有同侧眼睑变小、眼球内陷,面部无汗。如果脑出血引起天幕疝时,病灶侧动眼神经受压,出现同侧瞳孔扩大。当脑出血引起中心疝时,双侧瞳孔缩小,晚期可出现双侧瞳孔扩大。

眼位变化,脑出血时可以出现双眼协同运动障碍,主要为凝视麻痹。大脑半球出血时双眼凝视病灶侧;脑桥出血时,双眼凝视病灶对侧。大脑半球出血引起的凝视麻痹持续的时间较短,数小时到 3d 左右即可恢复,一般不超过 1 周。脑桥出血引起的凝视麻痹持续时间较长,多为 1~2 周或以上,或为恒久性。丘脑出血时可出现双眼向下或内下凝视,上视不能或不全。

大脑半球出血时,可出现对侧中枢性面瘫和中枢性舌下神经瘫,是由于皮质脑干束受损伤所致。

(2)肢体运动障碍:脑出血时多有肢体瘫痪及病理反射。在急性期,肢体瘫痪多呈软瘫,肌张力减低、腱反射减弱。急性期过后,瘫痪肢体的肌张力逐渐增高,腱反射亢进。患者昏迷时,可压眶刺激患者,观察患者肢体活动情况来判断患者是否存在肢体瘫痪。

脑出血根据其损害部位不同,临床上可以表现为偏侧肢体瘫痪、单肢瘫痪或四肢瘫痪。小脑出血多无肢体瘫痪而表现为同侧肢体共济失调。基底节区脑出血有时可出现肢体不自主运动。

(3)感觉障碍:脑出血虽可以出现各种感觉障碍,但以偏身感觉障碍最常见,如同时伴有偏侧肢体瘫痪及偏盲,则称为"三偏征"。脑出血时,感觉障碍相对轻于运动障碍。

8.发热 脑出血时发热为常见症状,见于 3 种原因。一是脑出血影响了丘脑下部的体温调节中枢,产生中枢性发热,多为持续性高热,见于出血量大,病情较重的患者。二是出血后的吸收热,一般在出血后的当天即可出现,一般在 38℃ 以下,不超过 38.5℃,可持续 1 周。三是并发各种感染后的发热。

(二)局部症状

1.基底节区出血 壳核是高血压性脑出血最常见的出血部位,其次是丘脑,两者间隔有内囊后肢,下行运动纤维、上行感觉纤维以及视辐射穿行其中,出血后的血肿压迫这些纤维可产生对侧运动、感觉功能障碍,大量出血可出现意识障碍,也可破入脑室,形成血性脑脊液。

(1)壳核出血:壳核是豆状核的一部分,豆状核是基底节的主要核团,与尾状核共同组成纹状体,是锥体外系的重要组成部分。豆状核位于内囊外侧,与内囊前肢、膝部及后肢相邻。豆状核分为内侧的苍白球和外侧的壳核两部分,内侧的苍白球血管稀少,很少出血。

1)病理:壳核的血管来自大脑中动脉的深穿支—豆纹动脉的外侧组,易发生破裂出血,故又被称为"出血动脉"。壳核直接或通过苍白球间接与内囊相邻,所以血肿常向内扩展压迫内囊。壳核出血也可破入脑室,常在侧脑室体部外侧壁或三角部破入,也可经尾状核丘脑沟破入脑室。

2)临床分型:壳核出血在临床上可简单的分为前型、后型和混合型。前型壳核出血临床症状较轻,除头痛、呕吐外,常有共同偏视及对侧中枢性面、舌瘫,肢体瘫痪轻或无。优势侧前型壳核出血因为破坏了壳核前部,累及了内囊前肢常可出现失语。后型壳核出血常出现典型的"三偏"征,共同偏视,可有构音障碍,失语少见。混合型壳核出血临床症状较重,除兼有上述两型的症状外,常出现意识障碍。各型壳核出血破入脑室后,可出现脑膜刺激征。

3)临床表现:与血肿的部位和出血量有关,通常表现为较严重的运动功能障碍,同向性偏盲,双眼向病灶对侧凝视不能,主侧半球可有失语。小量出血时不伴头痛、呕吐,意识清晰,可表现为纯运动或纯感觉障碍,与腔隙性脑梗死不易区分,大量出血时病人迅速出现昏迷,反复呕吐,病情在数小时内恶化,出现脑干上部受压征象,昏迷加深,双侧病理征,呼吸深快或不规则,瞳孔扩大固定,可出现脑强直发作以致死亡。

4)预后:壳核出血的预后除年龄及并发症外,主要取决于出血量的大小。

(2)丘脑出血:为大脑后动脉深穿支丘脑膝状体动脉或丘脑穿通动脉破裂所致。丘脑是一对卵圆形的灰质团块,每个长约38mm,宽约14mm,斜卧于中脑前端。中间有一"Y"形内髓板,把丘脑大致分成内、外两大核群,内侧核群与网状结构及边缘系统有重要关系;外侧核群与身体的各种感觉及语言功能密切相关。丘脑膝状体动脉位于丘脑外侧,丘脑穿通动脉位于丘脑内侧。

1)病理:丘脑出血量不大时,可仅局限于丘脑内或主要在丘脑。丘脑内侧出血为丘脑穿通动脉破裂所致,多向内扩展破入脑室,可形成第三脑室或第四脑室铸形,亦可流入双侧侧脑室。丘脑外侧出血多为丘脑膝状动脉破裂所致,常向外发展破坏内囊甚至苍白球和壳核,也常于侧脑室三角部和体部处破入侧脑室。丘脑出血也可向下发展,挤压和破坏下丘脑,甚至延及中脑,严重时可形成中心疝。

2)临床分型:丘脑出血临床上可以分为内侧型、外侧型和混合型。内侧型血肿局限在丘脑内侧或以内侧为主,临床主要表现为精神症状、尿失禁、睡眠障碍,而感觉障碍、运动障碍、语言障碍均较轻或无。外侧型血肿局限在丘脑外侧或以外侧为主,临床上以偏瘫、偏侧感觉障碍为主,伴有偏盲时,可为典型的"三偏"征,常伴有语言障碍。混合型血肿破坏整个丘脑,可表现上述两型的症状。上述 3 型破入脑室时,可出现脑膜刺激征。

3)临床表现

①头痛、呕吐、脑膜刺激征:丘脑出血后的高颅压及血液破入脑室,使临床上出现头痛、呕吐、脑膜刺激征。

②眼部症状:约 31% 的患者出现双眼上视不能,15% 的患者出现双眼内下斜视,有人描述为盯视自己的鼻尖,并认为是丘脑出血的特征性症状。上述临床症状是丘脑出血向后,向下发展影响了后连合区和中脑上丘所致。还有一小部分患者可出现出血侧的霍纳征,即眼裂变窄,眼球内陷,瞳孔缩小及面部少汗,是由于交感神经中枢受影响所致。还可表现为共同偏视,是由于影响了在内囊中行走的额叶注视中枢的下行纤维所致。

③意识障碍:43% 的患者出现不同程度的意识障碍。丘脑本身为网状结构中非特异性上行激活系统的最上端,因此丘脑出血时常常影响网状结构的功能,产生各种意识障碍。这是丘脑出血比壳核出血及脑叶出血等更易出现意识障碍的原因。

④精神症状:13% 的患者可出现精神症状,表现为定向力、计算力、记忆力减退,还可有情感障碍,表现为淡漠或欣快。多见于丘脑内侧出血破坏丘脑与边缘系统及额叶皮质之间的相互联系,扰乱边缘系统及大脑皮质的正常精神活动。丘脑出血所致的精神症状一般持续 2~3 周。

⑤语言障碍:丘脑出血的患者可出现语言障碍,包括构音障碍和失语。两侧丘脑出血均可出现构音障碍,而失语仅见于优势侧丘脑出血。表现为音量减小,言语缓慢不清、重复言语、发音困难、复述差、朗读正常。丘脑性失语属皮质下失语,多数学者认为与丘脑腹外侧核的损害有关。也有人认为丘脑腹前核或丘脑枕核在丘脑性失语中起重要作用。语言障碍多见于丘脑外侧出血,多于 3 周内恢复或明显减轻。

⑥运动障碍:丘脑出血出现肢体瘫痪及中枢性面舌瘫是由于血肿压迫和破坏内囊所致。约 24% 的患者肢体瘫痪表现为下肢瘫痪重于上肢,上肢瘫痪近端重于远端,国外学者把这种现象称之为丘脑性不全瘫,国内崔得华称之为丘脑分离性瘫痪,是丘脑出血的特有症状,认为与内囊内的纤维排列顺序有关。

⑦感觉障碍:丘脑是感觉的中继站,约 72% 的患者出现感觉减退或消失,且恢复较慢。丘脑损害时,感觉障碍的特点是上肢重于下肢,肢体远端重于近端,深感觉重于浅感觉。但在丘脑出血时这种现象并不十分明显。丘脑出血时感觉障碍一

是破坏了丘脑腹后外侧核和内侧核,二是影响了内囊后肢中的感觉传导纤维。

丘脑出血时可出现丘脑痛,是病灶对侧肢体的深在或表浅性的疼痛,性质难以形容,可为撕裂性、牵扯性、烧灼性,也可为酸胀感。疼痛呈发作性,难以忍受,常伴有情绪及性格改变,一般镇痛药无效,抗癫痫药如苯妥英钠和卡马西平常可收到明显效果。现在认为丘脑痛的发病机制与癫痫相似,多见于丘脑的血管病,常在发病后 6 个月至 1 年出现,丘脑出血急性期并不多见。

⑧尿失禁:很多意识清醒的丘脑出血患者出现尿失禁,多见于出血损伤丘脑内侧部的患者,一般可持续 2～3 周。丘脑的背内侧核被认为是内脏感觉冲动的整合中枢,它把整合后复合感觉冲动传到前额区。丘脑出血时损害了背内侧核的整合功能,导致内脏感觉减退,使额叶排尿中枢对膀胱控制减弱而出现尿失禁。

⑨其他症状:向下扩展损伤丘脑下部和脑干,可出现高热、上消化道出血、最后继发脑干功能衰竭而死亡。

4)预后:头部 CT 扫描有下列情况者预后较差:血肿直径大于 3.5cm 或血肿量超过 13ml;伴发急性梗阻性脑积水;中线结构向对侧移位超过 3mm;环池、四叠体池受压消失或缩小。

(3)尾状核出血:较少见,仅有脑膜刺激征而无明显瘫痪,头痛、呕吐及轻度颈强、Kerning 征,可有对侧中枢性面舌瘫,与蛛网膜下腔出血的表现类似。如向后扩展累及内囊,临床表现类似壳核出血。

2.脑叶出血　脑叶出血即皮质下白质出血,是一种自 CT 问世以来才被人们逐渐重视和重新认识的脑出血。过去一直认为脑叶出血的发病率较低,国内报道为 3.8%,国外报道为 5%～10%。CT 应用于临床后,发现脑叶出血并非少见,有人报道其发病率占所有脑出血的 15%～34%,仅次于壳核出血。发生于皮质下白质内,常由淀粉样血管病、脑动静脉畸形、CAA、血液病、动脉瘤、Moyamoya 病、凝血障碍性疾病等所致,高血压性脑出血少见。出血以顶叶最常见,其次为颞叶、枕叶和额叶,也可为多发脑叶出血。与脑深部出血相比,一般血肿体积较大,出血易刺激皮质,癫痫发作比其他部位出血常见,但昏迷较少见,临床表现为头痛、呕吐、脑膜刺激征及出血脑叶的局灶定位症状,部分患者可突发精神异常。

(1)病因

1)高血压动脉硬化:高血压动脉硬化仍是脑叶出血的主要原因。白求恩医科大学报道 88 例脑叶出血,其中 50% 的患者有高血压病史,而且年龄在 45 岁以上。高血压性脑叶出血的患者,年龄一般偏大,多在 50 岁以上,顶叶出血较多。

2)脑血管畸形:是非高血压性脑叶出血的主要原因,占所有脑叶出血的 8%～

20%。脑血管畸形包括动静脉畸形、海绵样血管畸形、动脉瘤、静脉曲张和毛细血管扩张等，而以动、静脉畸形最多见。脑血管畸形致脑叶出血者，青年人多见，好发部位依次为顶叶、额叶、颞叶，枕叶少见。

3）脑淀粉样血管病：脑淀粉样血管病也是引起脑叶出血的一个原因，占脑叶出血的 10% 左右。它是以淀粉样物质沉积在大脑中、小动脉的内膜和外膜为特征，受累动脉常位于大脑实质的表浅部分，尤其是顶叶及枕叶。目前，脑淀粉样血管病被认为是除高血压动脉硬化以外，最易引起老年人发生脑出血的原因。脑淀粉样血管病引起的脑出血多发生在 60 岁以上的老年人，遇有血压正常，伴有痴呆的老年脑出血患者，应注意脑淀粉样血管病的可能，但确诊需病理证实。

4）脑肿瘤：脑肿瘤可引起脑叶出血，尤以脑转移瘤多见，占脑叶出血的 4%～14%。因脑转移瘤多位于皮质及皮质下，血供丰富，且由于脑转移瘤生长快，容易造成坏死、出血。

5）血液病：各种血液病均可引起脑出血，且以脑叶出血多见，约占所有脑叶出血的 5%。部位以额叶多见，血液病中以早幼粒细胞性白血病及急性粒细胞性白血病多见。

6）其他原因：烟雾病、肝硬化及滥用药物（安非他明、麻黄碱类）也可引起脑叶出血。

（2）局灶性定位症状和体征

1）顶叶出血：表现为各种感觉障碍，除一般的深浅感觉障碍以外，有明显的复合感觉障碍，如二点辨别觉、图形觉、实体觉及定位觉等感觉障碍。上述症状是中央后回受损害所致。顶叶出血可以出现对侧肢体瘫痪或单瘫，多较轻，且下肢多重于上肢。是由于血肿或水肿波及中央前回而产生。顶叶出血可有体像障碍，表现为偏瘫不识症，患者对自己的偏瘫完全否认，甚至否认是自己的肢体。可出现幻肢现象，认为自己的手脚丢失，或认为自己的肢体多了一个。身体左右定向障碍。手指失认症，患者分不清自己的拇指、食指、中指及小指，且可出现手指使用混乱。顶叶出血的患者还可出现结构失用症，患者对物体的排列、建筑、绘画及图案等涉及空间的关系不能进行排列组合，不能理解彼此正常的排列关系。少数顶叶出血的患者可出现偏盲或对侧下 1/4 象限盲，这是由于出血损害了顶叶内通过的视觉纤维。

2）额叶出血：额叶与人类高级精神活动密切相关，因此，额叶出血时常可见到精神症状和行为异常，如强握摸索现象，表情呆板，反应迟钝和答非所问。额叶出血的患者可有凝视麻痹，表现为双眼向病灶侧注视。额叶出血引起的凝视麻痹一般持续的时间较短,多为数小时到 3d。额叶出血患者出现瘫痪相对较多,以上肢瘫痪较重,而下肢及面部瘫痪较轻,有时仅有下肢瘫痪。如血肿向后扩展波及顶叶的中央后回,可出现感觉障碍。一部分额叶出血的患者因损害了运动性语言中枢 Broca 区而表现为 Broca 失语。

3)颞叶出血:优势半球颞叶出血时,常有感觉性失语(Wernicke 失语)或命名性失语,病情严重者,与外界完全不能沟通,患者精神症状较常见,表现为人格改变、情绪不稳、表情淡漠及各种幻觉,常被误诊为精神病。优势侧颞叶出血向上扩展累及额叶运动性语言中枢时,也可出现运动性失语。一些颞叶出血患者可有混合性失语。出血累及视放射和视束时,可有偏盲或象限盲。颞叶出血很少有肢体瘫痪,当血肿波及额叶中央前回时,可出现肢体瘫痪,多较轻,以面及上肢为主。

4)枕叶出血:常表现为对侧同向偏盲或象限盲、视物模糊、视野缺损及黄斑回避。枕叶出血引起的中枢性偏盲为完全性,左右视野一致,与颞叶、顶叶引起的偏盲不同,后两者为不完全性偏盲。少数患者有视觉失认及视幻觉。一般无肢体瘫痪和锥体束征。

(3)预后:脑叶出血的预后因其出血量一般较小,位置远离中线,脑干受压少或轻等原因,一般预后较好,死亡率明显低于脑桥出血及壳核出血。

3.脑干出血 脑干包括中脑、脑桥和延髓。脑干是脑神经核集中的地方,也是除嗅觉和视觉外所有感觉和运动传导束通过的地方,脑干网状结构也在脑干内,是维持清醒状态的重要结构。当脑干受到损伤时,可出现脑神经麻痹、肢体瘫痪、感觉障碍和意识障碍等。

(1)病因:①高血压病:高血压病是脑干出血的主要原因;②血管畸形:一般认为,延髓出血多为血管畸形所致;③动脉瘤、动脉炎及血液病等亦可是脑干出血的原因,但均少见。

(2)病理

1)中脑:出血动脉主要为位于大脑脚内侧的动眼动脉起始部动脉破裂出血。也可见血管畸形出血;出血部位多位于中脑腹侧尾端靠近中线的部位,也可位于被盖部;血肿扩展向背侧可破入大脑导水管,向上破入丘脑和第三脑室,向腹侧破入脚间池,向下波及脑桥,还可向对侧扩展。

2)脑桥:供应脑桥的动脉中,旁中央动脉最易破裂出血,原因是旁中央动脉自基底动脉发出后,其管腔突然变细,且血流方向与基底动脉相反,使血管壁易受损害而形成微动脉瘤,而且血管内的压力也最易受基底动脉血压的影响,在血压突然升高时破裂出血。所以,有人也把旁中央动脉称为脑桥的出血动脉;按血肿所在位置分为被盖部、基底部和被盖基底部(血肿同时累及被盖部和基底部),以基底部和被盖基底部多见;脑桥出血可向上波及中脑甚至丘脑,但很少向下侵及延髓。脑桥出血经常破入第四脑室,但很少破入蛛网膜下腔。

3)延髓:延髓出血临床非常少见,病理资料也很少。血肿多位于延髓的腹侧,有时可波及脑桥下部,但很少破入第四脑室。血肿大小为直径1~2cm。

(3)临床表现

1)脑桥出血:多由基底动脉脑桥支破裂所致,出血灶多位于脑桥中部水平基底与被盖交界处。临床表现为突然头痛、呕吐、眩晕、复视、眼球不同轴、侧视麻痹、交叉性瘫痪或偏瘫、四肢瘫等。少量出血时,患者意识清醒,表现为一些典型的综合征,如 Foville 综合征、Millard-Gubler 综合征、闭锁综合征等。大量出血(>5ml)累及双侧被盖和基底部,出现四肢瘫,常破入第四脑室,患者在数秒至数分钟内就可以进入昏迷、双瞳孔呈针尖样、侧视麻痹、四肢瘫痪、呼吸困难、有去大脑强直发作、呕吐咖啡样胃内容物、中枢性发热等中线症状,并多在48h内死亡。

2)中脑出血:中脑出血量较小时,表现出中脑局限性损害的症状,意识障碍较轻,预后好。主要临床表现有①Weber 综合征:一侧中脑腹侧出血时,病变侧动眼神经麻痹及对侧肢体瘫痪;②垂直注视麻痹:当中脑出血累及上丘时,可以出现双眼上、下视不能或受限;③不全性动眼神经麻痹或核性眼肌麻痹:当出血量很小时,血肿没有波及大脑脚和上丘,所以临床上可无肢体瘫痪和垂直注视麻痹;④嗜睡:因为中脑出血多累及中脑被盖部的网状结构,所以多数中脑出血的患者出现嗜睡;⑤昏迷:中脑出血量较大时,大量出血破坏了中脑网状结构,患者发病后很快出现昏迷、去脑强直,很快死亡;⑥瞳孔:双侧瞳孔中度散大,是由于双侧缩瞳核损害所致,也可表现出瞳孔不等大;⑦四肢瘫或去脑强直:双侧大脑脚损害可出现四肢瘫,中脑破坏严重时可出现去脑强直。

3)延髓出血:罕见,多由动静脉畸形或海绵状血管瘤引起,轻症患者可表现为不典型的 Wallenberg 综合征。重者损伤呼吸和循环中枢,表现为突然晕到,意识障碍,血压下降,呼吸节律不规则,心律失常,迅即死亡。

4.小脑出血 小脑出血发病突然,症状不典型,常累及脑干和(或)阻塞第四脑室,易出现枕骨大孔疝导致死亡,临床医生应对本病有充分认识,及时利用 CT 等检查手段,以提高诊治水平。

(1)病因:常见病因为高血压,多为小脑齿状核动脉破裂所致,其次为血液病、动静脉畸形、肿瘤和淀粉样血管病。老年人以高血压动脉硬化为主,儿童及青少年以脑血管畸形多见。

（2）病理：小脑解剖部位特殊，位于颅后窝，紧邻脑干、中脑导水管及第四脑室。小脑出血的部位：70%～80%位于半球，20%～30%位于蚓部。小脑半球出血一般均位于齿状核处，外观见出血侧半球肿胀，切面见蚓部向对侧移位。血肿可破入第四脑室，血量较多时可经导水管流入第三脑室及侧脑室致导水管及脑室扩张积血，严重时可使导水管的直径扩张至 0.8cm，全部脑室扩张积血呈铸表；血液亦可穿破皮质进入蛛网膜下腔。有的血肿虽未穿破脑室，但出血肿胀的小脑挤压第四脑室使其变窄，影响脑脊液循环，也可挤压脑干特别是脑桥的被盖部。小脑半球出血时，有的可出现小脑上疝，致中脑顶盖部受压变形。

（3）临床表现：大部分患者有高血压病史。约 75% 的患者于活动或精神紧张时发病，个别患者也可在睡眠中发病。发病突然，常出现头痛、头晕、眩晕、频繁呕吐、眼震及肢体共济失调，40% 的患者有不同程度意识障碍。其临床症状大致可分为 3 组。

1）小脑症状：可出现眩晕（54%）、眼震（33%）、肌张力降低（51%）、共济失调（40%）及言语障碍。意识清楚者可以查出上述体征，特别是蚓部或前庭小脑纤维受损者眼震明显，眼震多为水平性，偶见垂直性。半球出血者同侧肢体肌张力降低，出现共济失调；蚓部出血出现躯干性共济失调。病情严重发病后很快昏迷者，上述症状及体征常被脑干受损等继发症状所掩盖，难以查出，故易被误诊。

2）脑干受损症状：小脑位于脑桥、延髓的背部，出血肿胀的小脑挤压脑干使之移位，或血肿破坏小脑和（或）血液由破坏的室管膜直接渗入脑干均可出现脑干症状，常见的症状有①瞳孔缩小：据文献报道可见于 11%～30% 的患者；②眼位异常：可出现共同偏视、眼球浮动或中央固定；③脑神经麻痹：最常见的是周围性面瘫（23.7%～36.8%），面瘫程度一般不重，少数患者可见外直肌力弱；④其他：如病理反射（＋）等。

3）高颅压及脑膜刺激征：头痛、呕吐及脑膜刺激征都是小脑出血常见的症状。小脑出血时呕吐较一般颅内出血更为严重，往往为频繁呕吐，其原因除高颅压外，更重要的是脑干受侵特别是第四脑室底受累，因此频繁呕吐是小脑出血时较重要的症状。小脑出血时高颅压症状明显的原因除出血占位外，血液破入脑室扩张积血、凝血块或肿胀的小脑阻塞脑脊液循环引起梗阻性脑积水也可进一步使颅压增高，极易发生枕骨大孔疝引起死亡。因此，疑诊为小脑出血的患者，即使意识清楚，亦应警惕有发生枕骨大孔疝的可能。

小脑出血的出血量不同、是否穿破脑室、有无脑干受压等情况不同，临床症状便轻重不等，大致可分为 4 型①重型：出血量多，血肿穿破脑室，很快昏迷，脉搏减慢,眼球浮动或分离斜视等脑干受压症状,预后不良,常于短期内死亡;②轻型:出血量少,未破入脑室,血肿可被吸收,多治愈;③假瘤型:起病较缓慢,头痛、呕吐,有明显小脑体征,颅压增高,适于手术治疗;④脑膜型:主要出现项强及脑膜刺激征,预后较好。

由于颅后窝体积狭小,有效代偿的空间非常有限,小脑出血量的多少以及出血部位直接决定病人的预后。出血量不大时,主要表现为小脑症状,如患侧肢体共济失调,眼球震颤,构音障碍和吟诗样语言,无肢体瘫痪是重要的临床特点。出血量增加时,还可出现小脑扁桃体疝使脑干受压或天幕切迹疝使中脑受压,表现为对侧轻偏瘫及动眼神经麻痹,同侧周围性面瘫和角膜反射减弱,同侧外展神经麻痹、眼球分离性斜视等,有时可见构音障碍、吞咽困难及肢体瘫痪(或)锥体束征等。大量出血时,尤其是蚓部出血时,患者很快进入昏迷,病情迅速进展,双侧瞳孔缩小呈针尖样,呼吸节律不规则,有去大脑强直发作,最后致枕骨大孔疝死亡;出血阻塞第四脑室患者可突然出现昏迷或呼吸节律紊乱,双侧病理征阳性,可能为阻塞性脑积水所致,预后不良。

5.脑室出血　分为原发性脑室出血和继发性脑室出血,原发性脑室出血是指脑室内脉络丛血管或室管膜下 1.5cm 区以内血管破裂出血流入脑室。继发性脑室出血是指脑实质出血破入脑室。在此仅指原发性脑室出血。

(1)病因:脑室出血的病因有:moyamoya 病、高血压病、室管膜下腔隙性脑梗死、脉络膜管畸形、肿瘤、脑室内动脉瘤、各种血液病等。

(2)发病机制:梗死性出血:脑室周围系由脉络膜前后动脉末梢分支组成的离心血管和由颅底大动脉发出的向心深穿支所供血,两组血管均为终末支,不发生吻合,即构成边缘带(分水岭区),而且向心的深穿支又细又长,是由心脏到脑各部的血管中距心脏最远的部分。此外,大脑前、中动脉,或大脑中、后动脉分出的深穿支间也形成边缘带,这些地方缺血,并出现梗死性出血,尤其是 moyamoya 病及高血压动脉硬化血管狭窄或闭塞时更易发生。

畸形血管或 moyamoya 病血管破裂出血:这两种疾病在脑室壁上可见到管壁菲薄、管腔增大的异常血管,这些血管容易破裂出血。

粟粒状动脉瘤破裂出血:高血压病及 moyamoya 病时可见到粟粒状动脉瘤,位于脑室壁的粟粒状动脉瘤破裂时产生脑室出血。

(3)病理:脑室出血可兼有各脑室,可从一个脑室进入其他脑室,出血量不大时,血液可局限于 1 个或 2 个脑室内,出血量大时,血液可充满整个脑室系统,形成脑室铸形,如果血块阻碍脑脊液流通时,产生急性梗阻性脑积水,脑室扩张,这两种情况均可挤压和损伤丘脑下部和脑干,并产生脑疝。

(4)临床表现:小量出血时表现为头痛、呕吐、脑膜刺激征,一般无意识障碍及局灶性神经功能缺损症状,血性 CSF,酷似蛛网膜下腔出血,CT 可见部分脑室积血,可完全恢复,预后良好。出血量大时,血液充满整个脑室系统及蛛网膜下腔,患者很快进入昏迷或昏迷逐渐加深,频繁呕吐,瞳孔缩小呈针尖样,两眼球分离斜视或眼球浮动,阵发性强直性痉挛或去大脑强直状态,丘脑下部受损出现上消化道出血、中枢性高热、尿崩症等,预后差,多迅速死亡。

(5)预后:轻型脑室出血预后好,重型脑室出血如能早期进行脑室引流术治疗也可取得满意的疗效。

五、辅助检查

(一)CT 检查

CT 检查是确诊脑出血的首选检查,早期头颅 CT 平扫可见呈圆形或卵圆形、边界清楚、密度均匀的高密度灶,还可准确显示血肿部位、大小、是否破入脑室以及血肿周围脑水肿情况和占位效应,以便决定治疗方案和判断预后。脑室大量积血呈高密度铸形,脑室扩张。高密度血肿周围常见低密度水肿带围绕,水肿带在发病后几小时即可出现,这是由于血肿内血块回缩及血肿压迫周围脑组织,导致血肿周围缺血、坏死和水肿而形成。出血后 3～4h 血肿高密度达高峰,3～7d 后,血肿内血红蛋白分解,密度逐渐降低,高密度区向心性缩小,边缘模糊,周围低密度区扩大,小血肿在 3 周左右变为等密度,大血肿需 4～6 周才演变为等密度,出血后 2～3 个月血肿吸收逐渐形成中风囊,其密度与脑脊液近乎相等。增强扫描,血肿周围仍可见环形强化,其大小、形状与原血肿相近。

(二)MRI 检查

MRI 检查对幕上出血的诊断价值不如 CT,对不能确定的脑干或小脑小量出血检出率优于 CT,能分辨发病 4～5 周后 CT 不能确认的脑出血,区别陈旧性脑出血与脑梗死。MRI 诊断脑出血的原理与 CT 不同,主要取决于血肿内血红蛋白的不同演变阶段。血红蛋白的演变过程是:氧合血红蛋白→去氧血红蛋白→正铁血红蛋白→含铁血黄素。正是因为血肿不同时期其内容物成分及比例不同造成各期血肿 MRI 表现不同。头部 MRI 发病 1d 内,血肿为有完整的红细胞的半凝块,主要成分为氧合血红蛋白及少量去氧血红蛋白,呈 T_1 等或低信号,T_2 高或混合信号;第 2 天至 1 周内,T_1 为等或稍低信号,T_2 为低信号;第 2～4 周内,T_1 和 T_2 均为高信号;4 周后,T_1 呈低信号,T_2 为高信号。结合 MRA 检查可发现脑血管畸形、血管瘤、肿瘤等病变。

(三)脑血管造影

脑血管造影 MRA、CTA 及 DSA 等可显示脑血管的位置、形态及分布等,对脑叶出血、原因不明或怀疑脑血管畸形、血管瘤、血管炎及 Moyamoya 病等病人有意义,尤其是血压正常的年轻患者应通过 DSA 查明病因,高龄、深部脑出血及病情危重的患者不宜行 DSA 检查。

(四)脑脊液检查

因脑出血时脑脊液压力升高,呈洗肉水样均匀血性,有诱发脑疝的风险,仅在患者不能做 CT 检查或在无条件进行 CT 检查时,对病情不十分严重,无明显颅内压增高和脑疝征象时进行脑脊液检查。目前临床上腰穿主要用于诊断和治疗,尤其是治疗。腰穿的禁忌证:①腰穿部位皮肤和软组织有局灶性感染,或有脊柱结核等,有可能将细菌带入蛛网膜下腔或颅内;②颅内占位性病变伴有明显的颅高压或已有脑疝迹象,特别是疑有颅后窝占位性病变者;③病情危重处于呼吸循环衰竭者;④脊髓压迫的病人,脊髓功能处于即将完全丧失的临界状态。

(五)经颅彩色多普勒超声(TCD)检查

由于简便及无创性,可在床边进行检查,已成为检测脑出血患者脑血流动力学变化的重要方法。通过检测脑动脉血流速度、脉动指数可以发现大的动静脉畸形和动静脉瘘;对血流速度变化、动脉参数的变化及血流杂音等检测可发现是否存在脑血管痉挛;测定 TCD 血流频谱的变化可反应颅内压增高时脑血流灌注情况。

(六)其他

应常规进行血、尿常规,血糖、肝肾功能、凝血功能、血清生化、心电图及胸部 X 线等检查。

六、诊断与鉴别诊断

(一)定位诊断

首先排除全身性疾病及其他内科系统疾病,确定是脑部病变。进一步根据神经系统定位诊断原则,结合神经系统检查的阳性体征及辅助检查结果,确定脑部病损部位、范围、大小及数量。典型者诊断不难,大多数发生在 50 岁以上的高血压病人,在体力活动或情绪激动时突然起病,病情迅速进展;多伴有头痛、呕吐、甚至有意识障碍,并有偏瘫、失语、共同偏视等局灶性神经功能破坏的体征。血压多较平时增高,部分病人有脑膜刺激征。腰穿有颅内压增高及血性脑脊液则可确诊。但有部分病人腰穿是正常的,因此有条件者最好做头颅 CT,头颅 CT 可明确显示出血部位、出血量、是否破入脑室及中线结构是否移位等。

(二)病因诊断

通过对一般临床资料如年龄、脑血管病危险因素、血压等的分析,可初步诊断病变性质及其可能病因。脑出血病因有多种,要尽可能做出病因诊断,以指导临床治疗。以下是脑出血几种常见病因的诊断思路。

1.高血压性脑出血

(1)常见出血部位是豆状核、丘脑、脑桥和小脑。

(2)急性期极为短暂,出血持续数分钟。

(3)高血压病史。

(4)无外伤、脑淀粉样血管病等其他出血证据。

2.淀粉样血管病

(1)老年病人或家族性脑出血患者。

(2)出血灶多局限于脑叶部位。

(3)多无高血压病史。

(4)有反复发作的脑出血病史。

(5)确诊靠病理组织学检查。

3.瘤卒中

(1)发病前已确诊患有颅内肿瘤或全身其他部位肿瘤病史。

(2)出血前有缓慢发展的神经系统局灶症状。

(3)出血位于高血压性脑出血非典型部位。

(4)肿瘤转移易致颅内多发病灶。

(5)影像学上出血早期周围水肿与出血病程不符合异常增强。

4.抗凝药或溶栓药导致的脑出血

(1)长期或大量应用抗凝药或近期使用溶栓药物史。

(2)出血持续并有继续出血倾向。

(3)位于脑叶或原有脑梗死病灶附近。

(4)相关化验检查异常。

5.毒品和药物滥用导致的脑出血

(1)毒品滥用史。

(2)血管造影血管呈串珠样改变。

(3)免疫抑制药治疗有效。

6.动、静脉畸形导致的脑出血

(1)发病年龄小,血压不高。

(2)遗传性血管畸形史,既往有头痛、癫痫史。

(3)常见脑叶出血。

(4)影像学发现血管异常影像,脑血管造影可以确诊。

(三)鉴别诊断

1.脑梗死、脑栓塞及蛛网膜下腔出血鉴别。

2.外伤性颅内血肿以颅压增高为主要症状,有头部外伤史,CT 可显示血肿外形不整。

3.与引起昏迷的相关疾病鉴别:脑出血发病后即迅速昏迷者,需与可引起昏迷的全身疾病,如糖尿病、肝性脑病、尿毒症、低血糖、药物中毒、急性酒精中毒及一氧化碳中毒等相鉴别。内科疾病致昏迷者多有既往病史,缓慢发病,无定位体征,实验室检查可发现原发病的血液生化改变,头部 CT 正常。中毒患者有服药、饮酒史或有中毒环境,无定位体征,头部 CT 正常。应认真询问病史仔细查体,如发现患者有神经系统定位体征,如共同偏视、瞳孔不等大、一侧面部船帆现象、扬鞭征及一侧下肢外旋位(肯尼迪征)时,应考虑脑出血的可能性,做头部 CT 见脑实质内有高密度灶即可确诊。

4.脑肿瘤患者逐渐起病,缓慢进展,肢体瘫痪较轻,头部 CT 可见肿瘤征象,必要时可做增强扫描。

七、治疗

对卒中患者的治疗首先是评估和处理气道、呼吸和循环,继而迅速评估意识水平,通常 GCS 评分即可较好地反映意识水平。ICH 患者应收入急诊观察病房,更为可取的是收入卒中单元或随时有神经科医生探访的 ICU。业已证实,与普通 ICU 相比,专门的神经重症监护病房能更好地改善患者的转归。

与缺血性卒中相比,在处理 ICH 患者的气道时需要气管插管的情况更多见。是否行气管插管应根据患者的意识水平、气道保护能力和动脉血气分析水平来决定,而不能单凭 GCS 评分来武断地决定。静脉输液治疗主要采用等渗液,如生理盐水来维持体液平衡,除少数低血糖病例外,一般应避免使用葡萄糖,但通常需要补钾。

(一)内科治疗

1.一般治疗　需要时应吸氧。密切观察患者血压、呼吸及瞳孔情况,有条件应做血压及心电监测,直至病情稳定为止。

过去强调脑出血患者不能搬动,应就地治疗,防止再出血。近年来,通过临床CT的追踪观察,高血压性脑出血第1天后很少再出血,这一点与脑动脉瘤或动静脉畸形所致的脑出血不同。凡临床怀疑脑出血的患者,有条件的都应争取做头部CT检查,再决定治疗方针。因此,首先考虑确诊和治疗是否需要搬动,再考虑患者的情况是否允许搬动。如果病情危重,搬动或运送途中随时有死亡的可能,或已处于脑疝的晚期,无论在何处或采用何种治疗,实际上已无太大区别时,则已无搬动的必要,只能就地抢救治疗。

使患者安静休息,一般应卧床休息2～4周。脑出血患者卧床时间并无统一标准,国外学者认为4～6周为好,与血管壁的修复时间一致,相对安全。国内学者多主张卧床3周,具体时间应根据患者具体情况而定。头部抬高15°～30°较合适,保持呼吸道通畅,及时清理呼吸道分泌物,昏迷患者应使之头歪向一侧,以利于口腔、气道分泌物及呕吐物流出,并防止舌根后坠阻塞呼吸道,必要时行气管切开。有血氧饱和度下降或有缺氧现象的患者给予吸氧。没有消化道出血的患者2d后应采取胃肠道给予营养,昏迷或有吞咽困难的患者应给予鼻饲。过度烦躁不安的患者可适量使用镇静药。脑出血患者常有大便干燥及排便困难,可预防性地口服果导片100mg,1天1次,或排便时肛内注入开塞露。

加强护理,防止褥疮(压疮)。注意维持水、电解质平衡,加强营养。昏迷患者可酌情使用抗生素防止感染。病情危重时,应严密监测呼吸、血压、心率等生命体征。

2.脱水降颅压,减轻脑水肿　脑水肿是脑出血后再损伤,使颅内压增高和导致脑疝,致使病情恶化的主要原因之一,主要分为血管源性和细胞毒性脑水肿两大类型,积极控制脑水肿、降低颅内压是脑出血急性期治疗的重要环节。实验研究证实脑出血后血管源性脑水肿和细胞毒性脑水肿病理生理变化几乎同时启动。脑出血后脑水肿在发病后3～4h就开始出现,2～3d达高峰,持续1～2周后逐渐消退。应首先控制加重脑水肿的因素,保持呼吸道通畅,适当给氧,维持有效脑灌注,限制液体和盐摄入量等。脱水药只有短暂作用,临床常用的脱水药为:高渗性脱水药(20%甘露醇、甘油、人血清白蛋白)、皂苷类中药(七叶皂苷钠)、利尿药和肾上腺皮质激素四类。

脱水药的选用原则:一是根据病灶大小、病期、病情严重程度等具体情况决定;二是根据病人的全身情况和病人对治疗的反应而定。

急性期首选20%甘露醇,125ml快速静脉滴注或静脉注射,每天2次至每8小时 1 次。中小量出血,无明显颅高压患者早期不用。亦可与呋塞米 40mg 静脉注射交替使用,但对心、肾功能不全及血压偏低、低血容量者要慎用。5～7d 后甘露醇逐渐减量,加用甘油,甘油果糖或甘油氯化钠针 250ml,每 12 小时 1 次过渡至每 8 小时 1 次。对疝前期征兆或出现脑疝的患者可用 20%甘露醇 500ml 加呋塞米 40mg 静脉滴注,以后每 4～6h 半量重复。使用时注意监测水电解质。七叶皂苷钠适用于轻中度脑水肿和重症脑水肿恢复期持续治疗,15～20mg,每天 1 次。在脑水肿急性期白蛋白主张 20mg,每天 2 次。

若药物脱水降颅压效果不理想,出现颅高压危象时可考虑开颅减压术。

3.控制高血压　脑出血患者一般血压都高,甚至比平时更高。除了患者本来就有高血压外,脑出血后颅内压增高引起的代偿性血压升高以保持脑组织供血是其主要原因。另外,脑出血后患者精神紧张、头痛、尿潴留等也可引起血压升高。

急性脑出血时的血压升高是颅内压增高情况下保持正常脑血流量的脑血管自动调节机制,应用降压药仍有争议,降压可影响脑血流量,导致低灌注或脑梗死。目前理想的血压控制水平还未确定,主张根据患者年龄、高血压病史长短、平时血压控制情况、脑出血病因、发病后的血压情况、颅内压水平及距离发病的时间间隔等,采取个体化原则进行血压调控。

因为高颅压是患者血压高于发病前水平的主要因素,所以降颅压治疗的同时,可使多数患者的血压恢复或接近病前水平,故血压略高于病前水平者,可不用降血压药物。病前血压程度不清者,可维持血压在 21.3/13.3kPa(160/100mmHg)左右。

一般遵循以下原则:① 降颅压治疗后,收缩压 ≥ 200mmHg,舒张压 ≥ 110mmHg 时,应适当降血压。②收缩压<180mmHg 或舒张压<105mmHg 时,可不必使用降压药。③降压治疗时,要使血压维持在略高于发病前水平。如果对既往血压不详者,急性期可考虑控制在 180/105mmHg 左右。④降压治疗应避免使用强降压药物,注意血压降低幅度不要过大,防止因血压下降过快而造成脑的低灌注,加重脑损害。⑤血压过低者(收缩压<90mmHg)应给予升压治疗,以保持脑灌注。⑥恢复期血压缓慢降至高血压控制目标血压。

WHO 推荐的降压药物包括 α-肾上腺素能阻滞药,β-肾上腺素能阻滞药、利尿药、钙拮抗药、血管紧张素转化酶抑制药(ACEI)、血管紧张素 Ⅱ 受体阻断药(ARB)等。

4.亚低温治疗　大量研究证实头颈部用冰帽或冰袋以降低脑部温度,可保护脑细胞,同时有利于减轻脑水肿和降低颅内压,促进神经功能恢复,改善预后。尤其是体温＞38.5℃,应给予降温处理。局部亚低温治疗实施越早,效果越好。建议在脑出血发病后 6h 内给予低温治疗,治疗时间应至少持续 48～72h。

5.促进脑细胞功能药物 可用促进神经细胞代谢的药物,有利于恢复脑的正常功能,减少后遗症。目前常用的有胞二磷胆碱、吡拉西坦、甲磺酸阿米三嗪萝巴新片等。

6.止血治疗 很多资料表明,止血药对高血压的死亡率及病程并无影响。所以对高血压性脑出血患者不使用止血药的观点已被普遍接受,但有上消化道出血、凝血功能障碍可用止血药。有人认为对非高血压性脑出血患者使用抗纤溶药物以防止再出血有一定意义,尤其是脑动脉瘤破裂出血者。使用方法为,6-氨基己酸 6～8g/d,加入 500ml 5％～10％葡萄糖注射液或生理盐水内静脉滴注,使用 2～3 周。

7.肾上腺皮质激素 肾上腺皮质激素虽有减轻脑水肿、保护细胞膜、提高机体应激能力等作用,但可诱发和加重脑出血患者应激性溃疡和感染,所以脑出血时不作常规使用,仅在病情危重时作为抢救措施之一,短期使用。常用药物为地塞米松,每天 10～20mg 加入 5％葡萄糖注射液中静脉滴注。

8.抗生素的应用 对于没有感染迹象的脑出血患者,除昏迷者外,不主张预防性应用抗生素,如发现有呼吸系统、泌尿系统感染时,应选用相应有效的抗生素进行治疗。

9.鼻饲 脑出血患者吞咽困难或昏迷时应予以鼻饲,以保证营养供应和必需口服药物的喂入,鼻饲时,应注意食物的温度,每次注入食物的量不要太大,以 200ml 左右为宜,并注意保持鼻饲管的清洁。

(二)康复治疗

康复治疗应尽早进行。原则上患者急性期生命体征平稳,可考虑轻微康复及被动康复。早期康复治疗有如下优点:①通过康复治疗,促使出血灶周围部分健康神经细胞再生和邻近区域的细胞重新组合,建立不同或更新神经通路;②促使血液循环和肌肉关节被动运动,降低了肌肉萎缩的可能性;③通过加强对关节、肌肉及肌腱等感受器的刺激,促进了反射的传导通路;④促使周围神经兴奋,使神经纤维和神经细胞恢复功能;⑤增强了患者的自信心,提高了患者的主观能动性;⑥降低了致残率,提高了患者生活质量。最初 3 个月神经功能恢复最快,是治疗的最佳时机。

1.早期预防全身性合并症 早期预防全身性合并症,早期进行运动疗法,早期促进言语功能康复,早期进行心理治疗等,有利于促进高血压脑出血术后早日康复。定时翻身及改变体位,预防卧床引起的肺炎、压疮、静脉血栓形成等。预计昏迷时间较长的病人,早期气管切开,保持呼吸道通畅,经常翻身拍背、雾化吸入、联合应用抗生素等治疗,早期促进肺功能康复。

2.早期预防、治疗上消化道出血　如无上消化道出血应早期进食,促进消化道功能康复。早期肠内营养可及时缓解应激反应后肠黏膜损伤,改善胃肠黏膜萎缩,恢复消化道自然节律。合理的早期营养治疗可增加患者营养素的摄入,减少或避免机体消耗,有效改善机体营养状况,从而增强对疾病的耐受力,减少并发症的发生。

3.早期促进病人尿、便等自律神经功能康复　定时给患者通便,定时夹导尿管,定时开放,病人清醒后较早拔除导尿管,长期昏迷病人应时常调换导尿管,必要时进行膀胱冲洗。

4.早期预防关节强直,进行运动疗法　脑血管病时肢体偏瘫后恢复可分为六个阶段。

(1)无随意运动,完全瘫痪,持续时间由数日到2周。

(2)肢体近端肌肉开始部分随意收缩,肌张力开始增加,开始痉挛。以联合运动,共同运动为主要运动表现。

(3)不随意运动引起共同运动。上肢屈肌共同运动占优势,下肢伸肌共同运动占优势。因同时受联合反应及姿势反应影响,不能做随意运动,痉挛增强。第二、三阶段历时约2周,第三阶段为转折点。

(4)共同运动开始减少,痉挛有所减轻,出现分离运动,即正常模式的主动运动开始出现。

(5)分离运动逐渐增加,共同运动失去优势,痉挛明显减轻。第四、五阶段约相当于病后第5周到3个月。

(6)最后完全脱离共同运动,痉挛基本消失,可以自由活动。

以上六个阶段恢复过程是临床康复治疗的基础,也是评价病人的依据。我们强调早期康复,更要遵循这一过程,防止盲目训练和训练不当。脑出血病后1周左右,一旦病情平稳(意识清楚、血压、呼吸、心率和体温等平稳)即可进行肢体的康复训练。

早期进行肢体康复运动的方法:静息时应将患肢维持于功能位,如肩外展50°、内旋15°、前屈40°,腕适当背伸,用支架或夹板防止足下垂。清醒病人在术后2～3d,昏迷病人在发病1周后开始运动疗法,早期进行患肢的按摩与被动活动,被动活动中幅度要大,动作须轻柔,避免过度牵拉松弛的关节。每天锻炼时间不少于

1h。运动疗法的主要作用:①提高中枢神经系统的紧张度,防止因长期卧床而引起的全身生理功能衰退;②活跃瘫痪肢体的血液循环,刺激神经营养功能,从而防止或减轻肌肉、骨骼、皮肤的失用性萎缩;③可使大脑休眠状态的突触活化,突触发芽、再生,促进大脑功能重组。早期给予运动疗法对肢体功能改善有促进作用,可避免患肢关节挛缩,缩短病程,提高生活质量。

5.早期促进言语功能康复 失语、认知障碍、尿便失禁等对神经功能恢复有影响。高血压脑出血术后2周内患者的失语症状多不稳定,失语症状的改善,主要由病灶周围"半暗带"内水肿消退或病灶周围低灌注区血流恢复引起,其次是进行言语训练的作用。

早期使用尼莫地平对改善高血压脑出血后患者局部脑血流下降,提高临床疗效和减轻血肿周围水肿均有积极作用。高血压脑出血大部分为基底节区脑出血,基底节性失语临床表现是语音障碍,患者说话含糊不清,字音或语调发不准;失语的特点是复述相对好。根据这个特点,早期言语训练采取以下三种方法。

(1)口形发音训练,先教韵母,后教声母,先学喉音,后学唇音,可令患者发"啊"声或用咳嗽、吹纸、吹口哨等诱导发音。

(2)手势训练。运用手势作为表达言语交流的方式。

(3)使用交流板训练。选用日常生活图片呈现给患者。反复练习,不厌其烦,循序渐进地锻炼病人语言能力。

6.早期进行心理治疗 脑出血病人早期意识恢复后,除因脑损害而致躯体疾病外,多数还伴有不同程度的心理负面反应,这些心理问题极大地影响患者生理、心理康复及生活质量。脑卒中后伴发抑郁状态发生率为35%。患者突然发病,缺乏心理准备,表现为紧张、恐惧,加之躯体疾病的痛苦和功能障碍,常表现为烦躁、焦虑,后因住院,需人护理,活动不便,自尊心受损,产生抑郁、悲观心理。

早期进行心理治疗,经常接触病人主动进行激励和疏导,设法消除病人自悲心理,同时患者家属应给予病人热情与温暖,协助解决某些经济困难,促进病人心理积极转化。如患者抑郁状态较重,可加用抗抑郁药物等治疗。

第三章 神经血管内介入治疗

第一节 神经血管内介入技术概念和特点

血管内介入技术是通过血管内导管将造影剂、药物、治疗材料或器械输送到远隔部位,从而达到诊断、预防和治疗疾病的目的。这一技术首先在外周血管和冠状动脉中的开展,之后逐渐被应用到神经系统血管中。目前经常开展的神经血管内介入技术包括选择性全脑血管造影术、接触性动脉溶栓术、脑血管成形和支架置入术、动脉瘤弹簧圈栓塞术、动静脉畸形封闭术等。

与传统的诊断、治疗方法相比,血管内介入技术具有以下特点:①操作简单、创伤性小。由于介入技术是在影像指导下,通过血管内导管直接抵达和接近病变部位,与传统开放手术比较,可明显降低操作的创伤性,减少术中出血量,对全身影响较小。②接近病灶,可多次实施操作。血管内介入技术对同一病灶和血管可多次实施,也可进行多种介入技术的联合应用。如急性脑动脉血栓形成的患者,可首先进行动脉内接触溶栓,即通过微导管注入溶栓剂,此后如病变部位有明显狭窄,可进一步选择球囊扩张或支架置入等治疗。③适应症广泛。通过血管造影可以直接观察血管病变,通过血管内导管可以实施通、堵、注、放等操作来达到各种诊断和治疗目的,因此能够在多种疾病中应用。④定位精确、疗效明确。因介入技术的所有操作均在医学影像设备精确引导下进行,能将药品和器材准确地输送到病变部位,从而提高诊治效果。

第二节 颈动脉血管成形及支架置入术的临床研究

20 世纪 80 年代末及 90 年代初期,在欧洲及北美开展的一系列大型临床随机对照试验,如北美症状性颈动脉内膜切除术试验研究 NASCET、欧洲颈动脉外科试验研究 ECST、无症状颈内动脉粥样硬化研究 ACAS 等,已经证实了在颈动脉粥样硬化性狭窄患者中,采用内膜剥脱术合并药物治疗预防卒中的疗效优于单纯药物治疗。因此,CEA目前被认为是颈动脉狭窄治疗的"金标准"。要评估CAS的疗效,一个可行的方法是将之与CEA进行比较。目前有4项比较CEA与CAS的随机试验结果已公布,还有多项随机对照试验和注册研究正在进行。

一、颈动脉内膜剥脱术

1953年由Michael DeBaley成功施行了第一例颈动脉内膜剥脱术。半个多世纪以来,这种手术操作已经得到广泛认可。欧洲及北美开展的多中心的随机对照研究,证实了CEA可明显减低卒中的危险。研究表明有症状患者卒中和死亡的发生率要明显高于无症状患者。有症状患者平均卒中或死亡的发生率为6.8%,而无症状者仅为2.1%。基于这些临床试验结果,颈动脉的介入治疗的围手术期卒中和死亡发生率不应高于这一水平(有症状患者<7%,无症状患者<3%)。

二、颈动脉成形及支架置入术

20世纪70年代末和80年代初有研究者相继报道了经皮颈动脉球囊扩张成形术。之后又有一些关于颈动脉血管成形术的小样本系列报道,但病例数较小且均未对预后进行跟踪研究。而且由于担心可能导致继发颅内栓塞,这项技术未得到广泛开展。1994年,Marks首先报道了颈动脉支架治疗。随后这项技术迅速开展,颈动脉球囊扩张和支架置入术(CAS)完全替代了单纯球囊扩张术。随着技术的改进、操作熟练程度的提高和器材的改良,CAS术后并发症的发生率在逐渐降低。

有关CAS安全性及有效性的研究已经有多项随机对照研究结果。大样本无脑保护装置的支架治疗最初由Dietrich、Wholey和Yadav报道。这些初期研究均针对CEA高危患者,如伴有严重心脏、呼吸、肾脏等疾病,或先前曾行颈部手术或放射治疗的患者。研究对象包括有症状和无症状颈动脉狭窄患者。围手术期死亡率在0.7%~1.8%,围手术期卒中发生率为3.6%~7.1%,卒中/死亡发生率为5.3%~7.9%。在所有的研究中,95%以上的病例术后残余狭窄率低于20%或30%被认为是技术成功者。这些报道均缺乏手术对象中轻度神经功能受损患者的比例及远期随访数据的报道。其中一些临床试验涉及了再狭窄的研究,其发生率为1%~9%,平均随访时间均低于1年。

CAS术中脑保护装置的应用受到了极大的关注。一项分析CAS术前及术后MRI弥散加权成像的研究表明,37%患者脑部有栓塞病灶,其中85%为静止性病灶。目前使用的脑保护装置有3种:①球囊封堵/抽吸装置;②滤过装置;③血流逆装置。通过术后将保护装置中捕获的微粒进行病理分析发现,其成分多为内膜斑块碎片。

Theron 首先报道了 CAS 术中脑保护装置的临床应用。尽管术中应用脑保护装置能使卒中发生率明显降低,但脑保护装置也可能导致动脉内膜损伤并带来额外并发症。在对 CAS 治疗的回顾性研究中,Kastrup 对 2537 例未用脑保护装置及 896 例用脑保护装置治疗的患者进行对比分析,结果显示未用脑保护装置者卒中或死亡的发生率为 5.5%,而采用脑保护装置者为 1.8%(P<0.001)。CAS 发展史见证了并发症发生率逐步降低的过程。虽然用脑保护装置的病例中并发症发生率有所降低,但显然并发症的降低与多种因素有关,包括脑保护装置本身、支架及输送系统工艺的改进,最重要的是介入操作者经验的增加。

还有一些因素与 CAS 围手术期风险有关。如用 CAS 治疗 CEA 术后再狭窄有着极低的并发症。CEA 术后再狭窄多因内膜异常增生所致,增生的内膜较新生的粥样硬化斑块光滑,不易变脆脱落,不易形成栓塞。New 发表了 338 例 CEA 术后发生再狭窄采用 CAS 治疗的多中心注册研究结果,围手术期卒中和死亡的发生率为 3.6%,低于其他类型实施 CAS 的患者。

另一个影响 CAS 安全性的重要因素为血小板糖蛋白Ⅱb/Ⅲa 抑制剂如阿昔单抗的使用。这些药物的应用,正如 CAS 的基本步骤一样,都借鉴冠脉治疗的经验。理论上应用这些药物后栓子脱落引起缺血性卒中的危险将降低,但会增加出血的风险,特别是出血性卒中的风险。Wholey 在对 550 例 CAS 患者回顾性研究中发现,216 例应用血小板糖蛋白Ⅱb/Ⅲa 抑制剂治疗患者神经系统并发症的发生率为 6.0%,而在 334 例应用肝素治疗的患者中仅为 2.4%。

1998 年,Naylor 报道了在英国进行的单中心随机对照研究,仅随机选取了 17 个患者进行试验后研究即终止。手术组无一例出现并发症,7 例 CAS 患者有 5 例术后发生卒中,其中 3 例在术后 30 天仍留有残疾。第二个遭到中止的试验是由 Schneider 公司赞助的多中心随机对照试验。试验结果仅以摘要形式报道,这项试验随机选取了 219 例颈动脉狭窄程度大于 60% 的有症状患者,采用 Wallstent 支架进行 CAS 治疗并与 CEA 结果进行比较。围手术期卒中或死亡的发生率在 CAS 组中为 12.1%,而在 CEA 组中仅为 4.5%(P=0.049)。CAS 组与 CEA 组术后 1 年累积的同侧卒中发生率或与手术相关的或因血管事件而导致死亡的发生率分别为 12.1% 及 3.6%(P=0.02)。通过对这项试验结果的分析表明,在数量有限的颈动脉支架置入术患者中,CAS 的效果不太理想。

CAVATAS 试验是一个欧洲多中心对比 CAS 与 CEA 疗效的随机对照研究,

其受试对象为 504 例有症状或无症状的颈动脉狭窄患者。CAS 组中仅有 26％的患者接受支架治疗。围手术期卒中或死亡的发生率（CAS10.0％，CEA9.9％）和 3 年致残性卒中或死亡的发生率（CAS14.3％，CEA14.2％）两组中基本相等，CAS 患者中术后 1 年再狭窄的发生率（14.5％）要高于 CEA 组（4.0％）。

SAPPHIRE 试验是新近完成的多中心随机对照研究。307 例患者被随机选取接受 CAS 或 CEA 治疗。CAS 治疗采用 Precise 支架和 AngioGuard 脑保护装置治疗。这些患者均为 CEA 的高危人群，包括颈动脉狭窄程度≥50％的有症状患者及≥80％的无症状患者。CAS 与 CEA 的围手术期卒中或死亡的发生率分别为 7/156（4.5％）和 11/151（7.3％）（P＝0.3）。当心肌梗死也被列为围手术期评估的终点事件时（CAS2.6％，CEA7.3％），这些数据显示在 CAS 有明显的统计学差异。由于这项试验中 CEA 组围手术期卒中的发生率较高（5.3％），特别是在绝大多数无症状患者中，结果表明在高危人群中，采用 CAS 治疗的效果要优于 CEA 组。

第三节　颈动脉支架置入术的操作过程

一、术前准备和术中监护

行颈动脉血管成形及支架置入术（CAS）前应慎重地选择患者，设计详细的手术方案，制订紧急情况抢救预案。与其他部位的血管成形术不同，CAS 治疗颈动脉狭窄可能会并发严重的神经系统并发症，因而更具挑战性。但是，其他部位血管成形和支架置入术的基本原则仍适用于颈动脉系统。成功的血管内介入治疗均应具备以下要素：①建立安全的血管入路；②使导丝安全通过病变部位；③选择合适的球囊及支架。

术前取得主动脉弓、颈动脉及脑血管的诊断性造影图像。将导管顺利送至颈总动脉是成功的关键之一。要做到这一点要求术者在术前对颈总动脉起始处的解剖状况有充分认识。若头臂干或左侧颈总动脉起始部与主动脉弓顶的距离超过颈总动脉直径的两倍，则导管输送过程难度较大。在介入治疗前，应常规行诊断性脑血管造影，从多个角度拍摄颅内外脑血管造影图片。术前的颅内血管造影图像是评估 CAS 术后脑血流量改变的必要依据。

在建立股动脉入路后，静脉予以肝素（70～100U/kg）全身抗凝。对于栓塞风险较高的患者，还可加用Ⅱb/Ⅲa抑制剂，一般用量稍少于冠脉系统。由于颈动脉支架置入术会刺激颈动脉窦压力感受器，术中心动过缓和低血压的发生率非常高，因此必须对心电、血压和动脉血氧饱和度实施动态监测。动态心电监护不仅能及时发现心动过缓的发生,而且可以观察治疗措施的效果。动态血压监测最好采用动脉内血压测定,这样可以观察血流动力学的变化。一般状况较好的患者也可用外置血压测定(袖带式)。术前可少量给予基础镇静药物。术中与患者交流,可及时发现神经系统并发症。

二、介入操作的入路

颈动脉支架置入术常以股动脉为血管入路。这种入路易于将导管系统输送至颈总动脉。只有在股动脉闭塞或经股动脉无法将导管输送至颈总动脉的情况下,才以上臂动脉作为入路。如选择肱动脉为入路,一般采用右肱动脉入路治疗左颈动脉病变;采用左肱动脉入路治疗右颈动脉病变。如以桡动脉为入路,一般使用6F 导管;不推荐使用 7F 或更大型号导管,以免引起严重的血管痉挛和远端缺血。

三、诊断导管

将诊断导管选择性地送至颈总动脉是必要的一步操作,除了可获得病变血管的造影图像外,还可作为支撑导管将指引导管输送到治疗部位。通常采用的诊断导管为右弯型 Jundkins 导管;若颈总动脉起始部成角较大,可选用右弯型 Amplatz 导管;若采用肱动脉或桡动脉入路,可选用内乳动脉导管。行颈动脉诊断性造影及介入治疗前,应备齐一些特殊类型导管,尽管它们的使用机率很小。颈动脉的某些解剖变异会增加介入操作的困难,譬如颈动脉起始部位于升主动脉,并与其有较大成角。术者在接受短期的操作培训后,一般选用合适导管即可使诊断导管进入颈总动脉。诊断性导管的管径在 4～6F 范围内。将 4F 导管选择性插入颈总动脉行血管造影,可获得高质量颈动脉造影图像。诊断性导管较细、较柔软,不易造成血管内膜损伤。除某些简单病例外,导管均应沿着 0.035 英寸导丝输送。目前常用的亲水导丝十分柔软,极少引起血管损伤。颈动脉造影是 CAS 操作的一部分,不可将诊断性导管送至颈动脉分叉以上,这样才能将并发血栓栓塞的风险降到最低。有研究表明,在诊断性脑血管造影后行 MRI 检查,25% 以上的患者出现了局灶性脑梗死。这些梗死灶一般范围比较小,而且多为无症状性,可能是由主动脉弓或颈动脉开口处斑块脱落所致。通过导管在颈动脉内注射造影剂,行颅内血管正侧位造影,除能发现潜在的颅内血管病变外;还可获得治疗前颅内血管的基础影像,如若并发栓子栓塞,则能通过比较术前、术后造影图像及时发现,并予以治疗。

四、指引导管

将指引导管顺利地输送至颈总动脉是 CAS 成功的关键之一。不能完成此操作是导致介入治疗失败的重要原因。发生这种情况往往是由于难以将导管从头臂干或主动脉弓插入颈总动脉,或颈总动脉自身十分迂曲,妨碍了导管的进入。主动脉弓造影或 MRA 资料对于选择最佳路径方式是十分有帮助的。

采用 Roubin 法输送导管最好选用 6F 或 7F 导管。具体步骤如下:①将诊断导管置于颈总动脉远端:采用缓慢"推送和抽拉"的操作方法,沿着 0.035 英寸柔软、亲水导丝,将导管向上推送至颈总动脉上 1/3 处。②撤出软导丝,更换为长 220～260cm 高支撑力的硬导丝,将导丝头端置于颈外动脉。导丝输送过程应在路图指引下完成,以避免导丝越过颈内动脉病变部位而致斑块脱落。③将指引导丝置于颈外动脉后,撤出诊断导管;在透视下将导管送至颈总动脉。④将导管放置于临近颈动脉分叉部的位置,撤出硬导丝。

部分介入医生使用同轴长鞘技术来放置导管。即将一根长度大于 120cm,4～5F 的诊断性导管预先置于长鞘导管内;沿着亲水导丝,将诊断导管送至颈总动脉,随后将长鞘导管沿导丝及诊断导管送至颈总动脉。采用这种方法,只有在极少数情况下,才需使用支撑导丝来输送导管。

长鞘导管技术和指引导管技术各有优缺点。长导管本身结构较复杂,价格稍贵,必须使用诊断导管。长鞘导管技术最突出的优点是:诊断性导管和导丝可使导管头端逐渐变细,使得将导管由主动脉弓向颈总动脉推进这一过程易于掌控,因而可减少斑块脱落、栓子栓塞的风险。此外,放置于颈总动脉的长鞘导管可为整个支架置入过程提供有力的支撑作用。

指引导管技术相对简单,价格较为便宜。但对于主动脉弓存在严重狭窄病变的患者,使用该技术理论上会增加栓子栓塞的风险。若颈总动脉起始部成角较大(Ⅱ型或Ⅲ型主动脉弓或牛型主动脉弓),应首选曲棍式指引导管。

在导管放置成功后,应对患者进行神经功能评估。将带喇叭的橡皮圈或其他发声装置置于患者对侧手中,术中嘱患者挤压该装置,可评估其运动神经功能及完成指令情况。让患者回答一套标准化的问题,可评估其语言及认知功能。

多项研究表明,导管在主动脉弓操作时间过长易导致严重并发症。若导管难以进入颈总动脉,尝试 30 分钟后仍不能成功,则应停止介入操作,选用外科手术方式进行治疗。

五、脑保护系统

经颅多普勒超声研究表明,与 CEA 相比,CAS 引起栓子栓塞的风险较高。为避免栓子脱落引起神经系统并发症,现已有多种脑保护系统应用于血管内介入治疗。首个脑保护系统是由 Theron 于 1990 年设计的远端阻塞球囊。目前市场上常见的脑保护系统主要有 3 种类型。其中 2 种为放置于远端血管,分别为远端阻塞球囊和滤器;还有一种是将颈总动脉与颈外动脉阻塞的近端保护系统。通过对脑保护装置收集到的组织碎片进行组织病理分析,发现它们是在颈动脉支架置入过程中脱落的动脉粥样硬化斑块。

六、球囊预扩

术中通过导管注射造影剂,可进一步明确颈动脉分叉部及病变部位的情况。将影像增强器放置在适当位置,有助于将颈外及颈内动脉的起始部区分开来。之后将一直径 3～4mm 的球囊小心地放置于颈动脉病变处,行球囊扩张血管成形术。在球囊放气过程中,使用 30ml 的注射器抽吸颈总动脉处及导管腔内的血液,以防球囊扩张时脱落的斑块进入脑血流。最后,再次通过导管注射造影剂,评价扩张疗效。

通常预扩使用的球囊长度为 4cm。若球囊的长度过短会造成"瓜子"现象,在扩张过程中易造成斑块脱落;若球囊的长度过长则易造成两端扩张(狗骨现象),使球囊固定在病变处。球囊预扩压力是额定的,只有对于有明显钙化的狭窄,才使用更大的球扩压力(14～16atm)。球囊预扩时间取决于球囊的形状及特性。如果球囊能迅速展开,则所需预扩的时间较短;如果球囊展开时间较长,则预扩时间需延长至 120 秒,尤其是在压缩易于回缩的钙化病变的情况下。球囊只扩张一次,球扩时间根据病变性质而定。如果使用远端阻塞球囊作为脑保护装置,则需在荧光屏上标记出狭窄病变位置;因为在球囊充盈后,颈内动脉狭窄病变便不能通过造影显现出来。如使用滤器装置,则可以通过造影持续监测病变部位。

七、支架置入

研究表明,支架置入术的短期及长期疗效均比单纯球囊血管成形术好。对于大多数血管狭窄病例,一般采用直接支架置入术。高度狭窄(＞90%)或钙化病变可能会造成支架通过困难或扩张受限,这时应使用冠状动脉球囊(直径 3.5～4mm)进行预扩。通常选用的支架直径在 6～9mm 范围内,支架一般与远端血管直径一致。在少数情况下，支架完全置于颈内动脉内而不覆盖颈动脉分叉部，此时所选支架直径应与颈内动脉直径一致。支架长度一般在30～40mm，常选用相对较长的支架以确保完全覆盖病变部位。目前尚没有关于支架长度与支架内再狭窄相关性的研究报道。在确保支架能覆盖整个病变的前提下，应尽可能使支架放置于血管近端。大多数情况下，支架放置会覆盖颈动脉分叉部，亦即颈外动脉开口处，但通常不会造成颈外动脉闭塞。

颈动脉支架置入术一般选用自膨式支架。与球囊扩张型支架相比，它们不易变形或弯折。目前有两种类型的自膨式支架。一种是由合金编织成的金属网线型支架，可像弹簧一样张开与血管壁贴合。此类型的支架具备以下优点：①外径小（5.5F）；②顺应性佳；③具备快速交换系统，可使用较短导管；④易于释放；⑤支架未完全打开前可将其再度收回，确保支架精确到位。潜在的缺点是：支架释放过程有明显的纵向回缩，血管被拉直可能会造成支架远端扭曲。另一种支架是自膨式镍钛合金支架。它们具备更大的径向支撑力，更适用于弯曲血管，以及颈内与颈总动脉直径差异较大的情况。镍钛合金具有热记忆功能，支架置入体内后即可释放为预制大小。一些镍钛合金支架被预制成锥形，放置在颈内动脉的部分管径较小，而放置在颈总动脉的部分管径较大。目前尚没有关于这两类支架的对比研究，故难以评价哪种长期疗效更好。因此，选用何种支架取决于所选支架是否能顺利放置于病变部位，是否能降低急性并发症的风险。

支架置入后需再行血管造影，获得颈部及颅内血管的前后位及侧位影像，并与术前的造影图像加以对比；此外，还应再次对患者的神经功能进行评价。若怀疑患者有并发症的发生，则应进一步分析评价支架放置后的造影图像，包括支架放置的位置及脑血流增加的情况等。若明确患者没有神经系统及操作相关的并发症发生，则可将导管、导丝撤出。当ACT小于150秒时，即可拔出鞘管。若术后患者出现低血压，应临时给予升压药物。

八、支架放置后球囊扩张

反复的血管成形及过度扩张反而会增加栓子脱落、血管破裂的风险。对没有充分扩张的支架行球囊后扩易造成支架支柱切割斑块，增加栓塞风险。除非存在严重的残余狭窄，否则在支架置入后一般不再行球囊后扩。术中采用TCD监测，发现球囊后扩时信号最明显。由于球囊后扩导致栓子脱落的风险较大，因此即便在使用脑保护装置的情况下，所选球囊直径也应小于对应的血管直径，球扩压力不应超过10atm。与冠状动脉不同，颈动脉支架置入术不要求残余狭窄达到0%。残余狭窄在30％以下都是可以接受的,这样不会增加栓塞的发生风险,且临床及超声随访表明患者均能获得很好的远期疗效。此外,随着时间推移,置入的自膨式支架还可使血管管径有所增加。

第四节　椎-基底动脉血管成形及支架置入术

一、椎-基底动脉成形术

1980年,Sundt等首先应用经皮腔内血管成形术(PTA)成功治疗了2例基底动脉高度狭窄病例,并取得极好的短期疗效。此后,PTA开始应用于椎基底动脉狭窄的治疗。PTA手术成功率达90％以上,短期疗效较好,长期疗效目前还未验证。

由于血管弹性回缩,PTA术后有10％的患者残存严重狭窄(＞70％)。PTA术后脑卒中发病率依然很高。经PTA治疗(无论是否辅以支架)的患者,在没有卒中发生的基础上,其术后第一年生存率为88％～93％。PTA前后并发颅内出血的风险较高,特别是在术后1小时内。其他并发症如远端血管闭塞、血管内膜夹层等很难防治,术后再狭窄发生率也很高。椎动脉V1段的动脉弹力纤维丰富,对于球囊扩张不敏感,经PTA治疗会出现弹性回缩,造成残留狭窄,辅以支架置入术,可有效解决这一问题。

随着导管及导丝技术的不断完善,PTA并发症的发病率在不断下降。但由于存在以上问题,目前PTA仅作为支架置入前预扩张处理或在分期支架置入术中应用。

二、椎-基底动脉支架置入术

由于药物、外科手术及PTA均存在不同缺陷,人们开始探讨椎基底动脉狭窄的血管内支架置入治疗。血管内支架置入术很早就被用于治疗冠状动脉及周围血管的狭窄病变,并取得了肯定的疗效。1996年Storey等应用血管内支架置入术成功治疗了3例PTA术后再狭窄的椎动脉起始部狭窄病例。1999年Phatouros等报道了第一例基底动脉狭窄支架置入术治疗病例。此后陆续有支架治疗椎-基底动脉狭窄的报道出现,且疗效较佳。与PTA相比,血管内支架置入术治疗有以下优点:①对管腔狭窄的改善程度优于PTA;②可降低血管急性闭塞的危险;③血栓形成及栓子发生率较低;④症状复发率明显降低。

支架治疗有 3 种方法:①常规支架置入术,即在支架置入前先用球囊进行预扩,这是目前应用最广泛的支架置入方法。②直接支架置入术,在支架放置前不进行球囊血管成形,已在冠状动脉及外周血管狭窄治疗中证实安全可靠,治疗的成功率与常规支架置入术相当,但它可以减少手术费用、手术时间、射线照射时间、造影剂用量及导管用量。应用直接支架置入术治疗脑血管狭窄病变,目前尚没有前瞻性多中心病例对照研究,文献报道大多为单中心回顾性病例研究。③分期支架置入术,在球囊血管成形术 1 个月后,再置入支架。对于不稳定(近期引起症状)、溃疡性或高度狭窄的病变,可采用分期支架置入术。

三、椎-基底动脉介入治疗的技术流程

(一)术前准备

1.术前 3～5 天开始口服阿司匹林(100～300mg/日)和氯吡格雷(75mg/日)。如患者需行急诊介入,则静脉给予糖蛋白 Ⅱ b～Ⅲ a 抑制剂,并同时口服负荷剂量抗血小板药物。

2.术前 6 小时禁食、禁水。

3.术前 6 小时内行碘过敏试验。

4.双侧腹股沟区备皮。

5.除急诊介入外,术前应对患者进行全面的评估,完善各项检查。

6.准备好急救药物及抢救设施。

7.获得患者或其家属的知情同意。

(二)手术过程

1.局部麻醉,常规右侧股动脉 Seldinger 穿刺,置入动脉鞘。给予肝素(50～75U/kg)抗凝,监测活化凝血时间(ACT),ACT 控制在 250～300 秒。

2.在 0.035 英寸的亲水导丝的引导下插入 6F 导引导管至主动脉弓。行血管造影,再次确认病变部位、狭窄程度及性质。若狭窄位于椎动脉起始部,将导引导管置于锁骨下动脉;若狭窄部位位于颅内,将导引导管置于椎动脉 C_2 水平。

3.更换 0.014 英寸微导丝(或脑保护装置),越过病变部位 5cm 以上。

4.高度狭窄的病变,支架置入前需行球囊预扩。将球囊沿微导丝送至病变部位,使其覆盖整个病变,略偏向狭窄的近段。缓慢扩张球囊,压缩斑块。球囊撤回后对患者进行简单的神经功能评价。

5.沿微导丝将支架送至病变部位,缓慢释放支架,使其完全覆盖病变部位。支架释放成功后,对患者进行神经功能评价。

6.支架释放后,再次行血管造影,并测量治疗后血管直径。

7.若支架释放后残留狭窄严重,可行球囊后扩。

8.撤回导引导管及微导丝(脑保护装置),停用肝素。

9.采用血管吻合器缝合股动脉壁的穿刺孔;或在术后 4～6 小时采用动脉 C 型夹夹闭血管;或术后 6 小时拔出动脉鞘,人工按压止血 15 分钟。

(三)注意事项

1.术中密切监测患者生命体征。

2.大多数患者可行局麻;术中可能发生血管痉挛或栓子栓塞,及不能有效配合治疗的患者,可予全麻防止术中躁动。

3.对于椎基底动脉病变,6F 的导引导管可适用于大多数支架植入术。如需使导引导管更可靠地固定,可采用 0.014 英寸或 0.018 英寸的双导丝技术,其中较硬的导丝放置到锁骨下动脉远端,起到更好的固定作用。

4.将导丝输送至足够远的位置十分重要,这样才能确保它的稳定性。整个操作过程中导丝的头端都应在荧光屏监视范围内,以减少血管穿孔的风险。

5.缓慢扩张球囊的目的是使狭窄部分充分扩张,降低动脉壁弹性回缩的发生率,但扩张球囊时间较长存在血流减慢、穿支血管栓塞等风险。对于后交通或对侧椎动脉发育较好的患者,可适当延长扩张时间;反之,应缩短扩张时间,否则易造成远端供血不足及血栓形成。

6.球囊扩张及支架释放应在透视下完成,以避免球囊或支架发生移位,产生"瓜籽现象"。

7.进行球囊后扩时,支架的骨架可能会影响球囊进入支架,对于开放式支架尤为突出。将导引导管送至支架近端可帮助球囊进入支架。有时后扩球囊会难以从支架中撤回,这可能是由于抽气不完全或支架骨架阻碍造成的。将导引导管向上输送,往往可帮助球囊回撤。

8.万一脑保护装置不能通过其标准回收鞘收回,可尝试采用造影导管或导引导管将其收回。但笔者行椎动脉支架植入时极少使用脑保护装置。

9.操作过程中,应密切监测患者的不良反应。特别是在输送导管导丝、扩张球囊及释放支架过程中。如球囊扩张过程中,患者出现疼痛,应停止球囊扩张,对患者进行神经功能评价。

10.椎动脉起始处病变常累及锁骨下动脉,支架近段应延伸至锁骨下动脉内 2mm 左右。若支架仅覆盖椎动脉边缘,会增加再狭窄的发生率;若支架伸入锁骨下动脉过多,易导致红细胞机械性破坏。

（四）术后处理

术后患者返回监护病房,监测血压、呼吸、脉氧及心电24小时。注意观察是否有新出现的神经系统症状或体征,原有的症状体征是否有所加重,有无并发症出现。保持收缩压<140mmHg。术后应口服氯吡格雷至少1个月,终身服用阿司匹林。

第五节　颅内血管成形和支架置入术

一、颅内血管成形和支架置入术操作步骤

（一）导管进入治疗血管

在路图下,经0.035泥鳅导丝插入6Fr导引导管,头端置于颈内动脉的C_2段。

（二）导丝越过狭窄部位

经导引导管插入0.014的微导丝,谨慎通过狭窄部,导丝头端尽可能置于病灶侧MCA的M_3或M_4段,输送支架时以获得较好的支撑。若血管条件不允许,一般来说,MCA的M_1段狭窄,微导丝至少放置在M_2段;颈内动脉颅内段狭窄,则至少置于MCA的M_1段。常用的软头微导丝有182cm长的Choice PT导丝和180cm长的Wizdom导丝等。然后在路图下经微导丝将球扩支架定位于病灶处。笔者的经验认为,一定要先做路图,清晰显示脉络膜动脉,微导丝不可进入脉络脉动脉或其他较小的皮层分支中,在进入MCA的M_2段时笔者也建议将导丝放置到下干中,这样导丝的支撑力较强,也相对安全些。当用单根微导丝通过虹吸部和病灶处困难时,部分患者需要使用Prowler14微导丝和0.014、300cm长的微导管来完成这个过程。先将微导管、微导丝通过病灶部位,放置在远端,然后用软头交换导丝替换微导丝,用球扩支架输送系统替换微导管。这种交换技术是一种先进的治疗装置通过病灶部位的方法,可以有效地减少血管切割的危险性。

（三）支架定位

将支架输送系统沿着微导丝放置在跨狭窄位置后,支架应将狭窄部位完全覆盖,两端应距狭窄部位1mm以上。在透视下,根据支架的类型和位置,一般以4~9atm压力缓慢加压扩张球囊,使支架缓慢展开到预定直径。然后减压球囊,使支架与球囊脱离。即刻造影检查支架形态,若支架展开的形态欠佳,可再次扩张球囊,调整支架形态。最后撤出球囊导管,导丝仍留置在原位观察30分钟,并终止麻

醉,再次进行血管造影复查,若无异常撤出导丝和导引导管。

(四)支架释放后评估

颅内动脉狭窄支架成形术成功标准:复查造影显示残余狭窄≤20％,前向血流良好。

二、颅内血管支架的选择原则

与颅外段大血管所选择的支架不同,颅内动脉狭窄由于解剖学特点,要求非常高的准确度,一般选择球囊扩张支架。颅内动脉支架选择原则:

(一)根据颅内血管特点

颅内血管迂曲,要求支架柔顺性能好,能通过迂曲的颅内动脉而到达靶血管,尤其是 MCA M_1 段的支架,要求更高,因为支架必须通过迂曲的虹吸段。

(二)根据病变特点

根据病变部位的不同,选择不同类型的支架。这是因为不同类型的支架,其材料、制作工艺、扩张压力及输送系统不同。

(三)根据治疗血管的直径

根据病变动脉直径,选择合适直径的支架。支架直径应等于或稍小于狭窄远端的正常血管直径,这样即可以使支架保持足够的张力,维持血管腔的通畅;又可使支架嵌入血管壁,防止支架移位;同时也不至于因为支架直径过大而使动脉内膜剥脱或动脉破裂。

(四)支架长度的选择

支架的长度应较病灶长度长 0.5～1mm,要完全覆盖病灶,否则易引起早期再狭窄。如果病变较长,可应用二联体支架,两个支架间重叠 1/3。

(五)支架释放压的选择

选择用较低的大气压就可以完全释放支架,避免高压力使动脉破裂。例如 AVE 支架(Metronic 公司)。支架扩张释放时要尽量以较低的压力,一般不超过 8atm。

三、颅内血管介入治疗应注意的问题

(一)麻醉

对于麻醉方式,我们推荐全身麻醉。因为全麻可以最大限度保证手术的安全性,减少造影的运动伪差,缩短手术时间。但是同时全麻可能造成脑血流量进一步降低,引起大脑缺血,尤其是治疗装置放置在病灶处时。所以对于严重狭窄的病灶,及由于血管过于扭曲可能造成血流阻断时,尤其要引起操作者的重视,在保证安全的前提下,熟练操作,减少血流阻断的时间。

(二)抗凝

为了减少操作过程血栓形成引起脑血管事件的危险性,术前合用阿司匹林和波利维是必需的。并且术中导引导管不断用加压的肝素盐水冲洗,静脉滴注肝素,使活化凝血时间(ACT)维持在250～300秒。对于术后是否肝素维持治疗存在争论。有学者主张术后接着使用肝素48小时,但是这样增加了颅内出血的严重并发症发生的可能性。而另一些学者则主张只在手术期间应用。综合多方的意见和充分考虑利弊,我们主张术后不常规使用肝素维持治疗。

(三)避免血管损伤

与颅外动脉、冠状动脉相比,颅内动脉有众多分支动脉,使颅内大动脉相对固定地漂浮在脑脊液中。一些小的穿支动脉直径只有250μm甚至更小,它们深入脑实质深部。这些动脉在DSA下是看不见的,所以输送导管、导丝及支架系统时,容易导致血管撕脱,发生颅内出血。这就要求操作者选择柔软和弯曲性能好的输送系统,更重要的是在操作过程中切忌动作粗暴,无把握盲目进行,避免过度和过快移动导管等装置。若血管过度迂曲(尤其是颈内动脉虹吸段),输送系统通过困难,应当更加慎重,宁可放弃,也不要勉强进行。

(四)谨慎越过虹吸段

支架输送系统在通过颈内动脉虹吸段时,微导丝应适当回撤。因为此时导丝承受的张力很高,积聚较大弹力,当支架通过后弹力释放,可产生瞬间前跃,若导丝头端恰顶在血管的壁上,则可能引起血管内膜损伤或造成粥样斑块脱落,导致脑出血、脑栓塞等并发症。

(五)球囊扩张

球扩支架释放时,扩张压力要谨慎,缓慢进行,因为颅内血管肌层和外膜较薄弱,压力过大会造成血管破裂。同时注意控制扩张时间,不宜过长,否则可能增加栓子形成。颅内扩张压力7～8atm,时间持续5～20秒。撤出球囊导管时也要缓慢进行,避免引起支架移位。

(六)切忌追求技术完美

因为支架成形术的目的是减轻血管狭窄程度,增加血流量。而脑血流量与血管管腔半径成指数关系,即较小的管腔改变也能引起较大血流量改变。所以实际操作中不必追求完美的影像学结果,20%残余狭窄率或稍高是可以接受的,否则极易造成严重的后果。

(七)合理选用预扩和后扩

对于支架释放前是否进行预扩,目前仍存在争议。预扩可以避免 Dotter 效应(巨大的支架输送装置通过病变部位引起的血流动力改变),避免支架输送系统移动困难,减少支架对血管的刺激,在支架释放时获得最大的显影。但预扩增加操作的危险性和栓子形成的风险。当支架释放后展开不理想,这时就需要后扩,尽可能得到满意的血管直径。但其存在过度扩张刺激,从而引起血管痉挛和/或血流动力学异常,严重的后果可能大于增加血管直径带来的好处。所以预扩或后扩的选择要根据病灶的程度、位置及钙化情况来决定,应该因人而异。

(八)串联狭窄的多支架治疗

当遇到串联病灶需同时放置多个支架时,一般先放置远端狭窄处,再放置近端狭窄处。若顺序相反,在放置远端支架时可能会因导管等装置的移动引起近端支架的移位。

(九)脑保护装置

因为血管保护装置最小直径一般在 4mm 左右,大于多数颅内动脉的直径。而且血管保护装置若要起到良好效果,需要紧贴血管壁,甚至略扩张血管壁。即使较粗的颅内动脉直径大于 4mm(如颈内动脉颅内段),足够放置血管保护装置,因为颅内动脉壁薄、周围无支撑组织,释放血管保护装置或进行其他操作移动导管时,容易使血管保护装置移动,致动脉夹层形成,甚至破裂。所以在颅内动脉支架成形术中,一般不推荐使用血管保护装置,但是这不可避免的增加了斑块脱落引起栓塞的风险。

第六节　缺血性中风

中风起病急骤,往往在短时间内脑部损害症状达到高峰,死亡率颇高,幸存者神经功能恢复缓慢。中风分为缺血性中风和出血性中风,出血性中风在其他章节论述,本章重点针对缺血性中风,它系脑部或颈部供血动脉病变引起的局部脑组织血液循环障碍。该病大多数发生于中年以上,在老年人中,中风、心脏病、癌症已成为三大主要死亡因素。由于 CT、MRI 和 DSA 的广泛应用,临床诊断已不再是困扰医务人员的主要问题,而治疗方面还有待于进一步提高。

一、病因

1.动脉粥样硬化　动脉粥样硬化是引起血管狭窄的主要原因,动脉粥样硬化是累及大的弹性动脉(即主动脉及髂动脉)和中型肌性动脉(即冠状动脉及颈动脉)的主要病理改变。这是一种退行性改变,它的特征是血浆脂质、结缔组织纤维及局部和循环细胞在这些血管内膜的聚积。动脉粥样硬化有多种表现,包括斑块形成和狭窄、溃疡伴血栓形成、远侧栓塞、动脉扩张和梭形动脉瘤。

2.动脉炎性病损　急性血管内膜炎所致内膜肿胀、溃疡、狭窄或血管闭塞。

3.动脉壁的损伤　在血管内介入治疗操作中导管、导丝或支架对内膜产生不同程度的损伤、有些导致动脉夹层。

二、病理

动脉粥样硬化病变常无症状。在少数几种情况可出现症状。有症状的颈动脉斑块的主要组织学特点是溃疡及斑块内出血。管腔可发生血栓性闭塞。若斑块引起危急性(即有血流动力学上意义的)狭窄,在狭窄远侧的灌注压随之减低,慢血流梗死即可发生。危急性狭窄的定义是超过70%的管腔直径狭窄,此地发生溃疡、栓塞及管腔不规则,与无狭窄性动脉粥样硬化斑块相比发病率升高。

三、狭窄程度分级

根据临床症状和造影情况分5级:①Ⅰ级:正常(狭窄小于25%);②Ⅱ级:轻度(狭窄在25%和小于50%之间);③Ⅲ级:中度(狭窄在50%和小于75%之间);④Ⅳ级:重度(狭窄在75%和小于100%之间);⑤Ⅴ级:闭塞(狭窄100%)。Ⅲ级中度以上狭窄多数是需要介入和外科干预。

四、临床表现

动脉硬化性脑梗死是最常见的脑卒中,占急性脑血管病的50%~60%,它是由供应脑的颅内、颅外动脉管腔狭窄或闭塞,使脑组织血供障碍引起。狭窄或闭塞的部位与动脉粥样硬化好发部位相一致,如颈内动脉起始段、虹吸部,大脑中动脉起始部,椎动脉进入颅腔内,基底动脉起始部及大脑前、中后动脉近端分支处,其他远端较小动脉或皮层动脉很少受累。

颈内动脉狭窄或闭塞多在动脉硬化的基础上发生,以60~70岁多见,主要表现为突发一侧肢体无力或活动受限,部分病人有失语或抽搐发作,重者还有大小便失禁或意识障碍。

　　椎基动脉狭窄或闭塞也多在动脉硬化的基础上发生,大多数患者发病时脑干功能损害并不明显,之后呈进行性加重。发病后出现深昏迷及"去大脑状态"者不足 1/3,这种情况出现在基底动脉尖端闭塞且后交通动脉发育欠佳时。多数椎基动脉闭塞者表现为四肢瘫痪、共济失调、颅神经麻痹、晕厥、呕吐等。基底动脉中部闭塞常以偏瘫发病,与颈内动脉闭塞相似。完全性基底动脉干闭塞不多见,且多迅速死亡;大多数患者为不完全闭塞,梗死主要分布于桥脑、中脑腹侧和背盖部以及两侧枕叶。

五、影像诊断

　　1.CT 扫描　病人一旦发生卒中,首先应行 CT 扫描,以除外脑内出血或肿瘤。然后立即给予抗凝治疗,以防止进一步的血栓形成,尽快行 DSA。在发病的早期,除了高分辨率的 CT,一般很难显示出低密度的异常区。若早期即出现广泛的水肿,则提示预后不良。发病早期一般不需行造影剂增强。晚期若有造影剂大面积增强时,则提示有继发性出血的危险,不能应用血管再通技术。目前 CTA 技术的广泛应用,有部分病例可以直接显示狭窄或闭塞的部位。

　　2.MRI　一般发生卒中行 MRI 检查的病例相对较少,临床上有缺血症状的患者腔隙性梗死检出率最高。高分辨率 MRI、MRA、颈动脉双相超声彩色多普勒血流成像、血管内超声都被推荐作为可疑颈动脉粥样硬化时进行基本诊断的检查方法。非创伤性成像技术已被广泛应用于筛选检查颅外动脉粥样硬化及其合并症病人。每项技术各有其明显优点及不足。

　　3.DSA　若 CT 检查排除出血或肿瘤,尽快行 DSA 检查明确狭窄或闭塞部位。虽然 DSA 已不再用作最初的筛选方法,但它在评价颈动脉狭窄及制订进一步的治疗计划方面,不论是外科还是介入治疗仍然为一种合理手段。DSA 仍然是最准确的评估主动脉弓、颈动脉及颅内循环的血管形态弯曲度及治疗可行性的理想方法。

六、适应证

　　1.Ⅴ级　闭塞(狭窄 100%):首先溶栓治疗,开通不理想再置入 Wingspan 支架或者 Solitaire 机械取栓。

　　2.Ⅳ级　重度(狭窄在 75% 和小于 100% 之间):支架置入或颈内动脉内膜剥脱术。

　　3.Ⅲ级　中度(狭窄在 50% 和小于 75% 之间):有症状者支架置入。

七、支架置入前准备

1.抗凝处理　术前一周内常规口服抗凝剂,如每天服用阿司匹林 0.3mg,以避免病变血管内栓子在手术时脱落。少数胃肠道出血或溃疡病患者可每天服用 75mg 氯吡格雷。

2.实验室检查　包括出凝血时间测定、肝肾功能检查以及血液免疫生化检查。

3.诊断性造影　以充分评价病变血管和狭窄部位、范围、形态,以选择合适的支架。手术中全身肝素化,手术结束时不需用鱼精蛋白拮抗,但股动脉内导管鞘应手术结束后 1 小时左右拔除,以防穿刺部位出血。

八、血管内介入治疗

1.介入溶栓　一般多经股动脉插管,首先行全脑四条血管造影明确血栓形成的部位。溶栓时 6F 导管首先到达被栓塞的血管内,如颈内动脉或椎动脉,微导管再尽可能地前进接近血栓部位。溶栓剂用输液泵经微导管内输入。若远端已完全闭塞,可用微导管或微导丝穿过血栓进行机械碎栓。若反复溶栓或机械碎栓均不能够使血管再通,可行支架成形处理。

溶栓剂可通过输液泵输入,也可用注射器手推输入。溶栓剂种类、用量与方法各家报道有所不同,多用 20 万单位尿激酶溶于 15～20ml 生理盐水中,以 10～15 分钟推入,之后造影观察,未通者可连续给药,最大剂量可达 70 万单位。如使用 r-tPA 可在 2 小时内输入 20mg。链激酶 1500 单位/次,最大剂量 15 万单位/h。

如果能够在 6 小时内溶栓治疗效果应该是理想的(图 3-1～图 3-3)。即使超过 6 小时,行 DSA 也可发现许多重要信息,有时可行支架或评估病人预后。24 小时内仍有治疗价值。

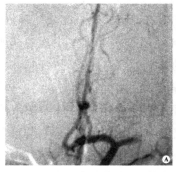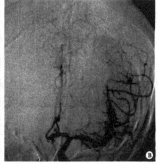

图 3-1　左侧大脑中动脉闭塞

A.溶栓前;B.溶栓后再通

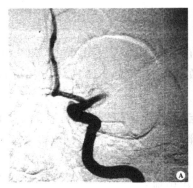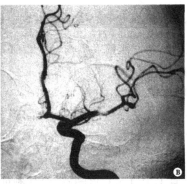

图 3-2　左侧大脑中动脉闭塞

A.溶栓前；B.溶栓后再通

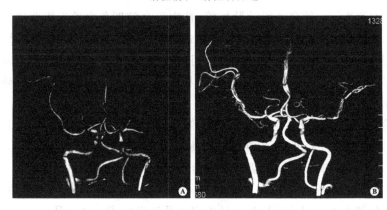

图 3-3　CTA 示左侧大脑中动脉闭塞

A.溶栓前；B.溶栓后再通

　　2.支架置入术　经溶栓治疗和微导管或微导丝穿过血栓进行机械碎栓都不理想的病例可考虑颅内支架置入。颅内支架有球扩式和自膨式二种，球扩式支架有以下几点不足：①预装式球囊支架传送系统的柔软性较差；②在脆弱的颅内血管内却需要较大的压力以释放不锈钢制成的支架；③通过狭窄病变时可能把支架从球囊上滑脱下来；④难于为不同内径的血管精确选择适合的支架，这些缺点都大大降低了操作的安全性。目前有一种新的观念认为，可用自膨式支架来治疗颅内宽颈动脉瘤和粥样硬化。新的柔软的自膨式镍钛合金支架已被证实与可分离弹簧圈一起治疗颅内宽颈动脉瘤。随后开始了一项前瞻性非随机多中心研究，用自膨式支架治疗重度有症状内科治疗无效的颅内动脉粥样硬化狭窄病。这一研究的目的是为了评价新的为治疗颅内动脉粥样硬化狭窄设计的自膨式支架的安全性以及操作系统的性能。这种高柔顺性、以微导管传送镍钛合金支架的膨胀力量是 Neuroform 支架的 2 倍,适合球囊扩张式支架难以或不能到达的颈内动脉(ICA) 末梢和大脑中动脉(MCA)中的病变。这项研究的基本原理是,用小号球囊以较小压力先预扩张病变部位,然后用柔软的自膨胀式支架对斑块进行进一步的塑形,这可减轻对病变血管的创伤、降低内膜损伤率和再狭窄发生率。对于颅内动脉狭窄的血管内治疗,国内的热情远远高于国外,几个大的中心都相继发表了各自的临床研究结果,在控制卒中再发方面令人鼓舞。在技术成功率、并发症、临床预后方面与国外报道相似,但是也存在很多问题和缺少随机对照研究。

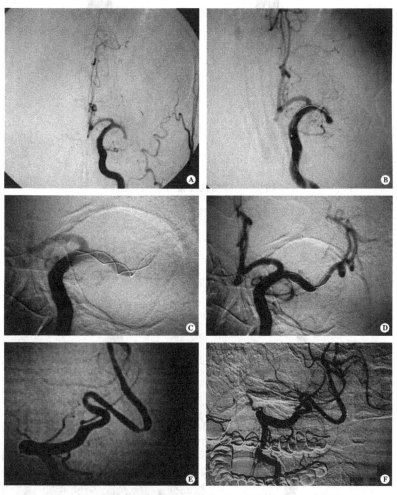

图 3-4　A.左大脑中动脉闭塞;B.通过支架导管;C.支架释放;
D.支架释放后造影显影理想;E.椎动脉颅内段狭窄;F.Wingspan 支架置入术后

一些动脉瘤辅助的自膨式支架如 LEO 支架（图 3-4A、B、C、D）、Enterprise 支架、Solitaire 支架也可收到理想的效果。但 Wingspan 支架目前仍为首选（图 3-4E、F）。颅外颈动脉支架目前也较广泛使用，也有球扩式和自膨式二种，著者根据使用的经验多采用自膨式支架较多（图 3-5～图 3-6）。可否球扩让狭窄影像效果满意或可否放保护伞预防血栓等并发症，要根据病人的条件而定。3D-DSA 随访效果满意。

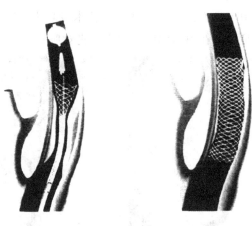

图 3-5　自膨式支架释放模式图

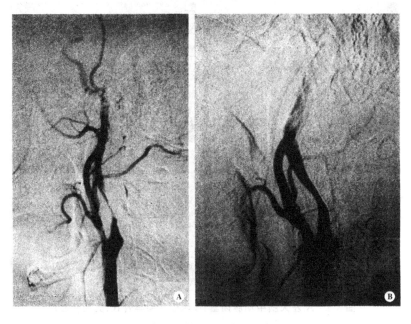

图 3-6　A.右侧颈内动脉狭窄；B.支架置入后显影明显改善

3.机械取栓　满足下列条件的患者应接受支架取栓器血管内治疗（Ⅰ类推荐；A级证据，新推荐）：

（1）卒中前 mRS 评分为 0 分或 1 分；

（2）急性缺血性卒中，发病 4.5 小时内根据专业医学协会指南接受了 rtPA 溶栓治疗；

（2）梗死是由颈内动脉或大脑中动脉 M1 段闭塞所致；

（3）年龄≥18 岁；

（4）NIHSS 评分≥6 分；

（5）ASPECTS 评分≥6 分；

（6）可在 6 小时内起始治疗（腹股沟穿刺）。

对于某些类型的动脉闭塞，如颈动脉的 T 型闭塞、大脑中动脉 M_1 段闭塞、后循环常见的粥样硬化斑块导致的血管闭塞，单纯药物溶栓，血管再通率较低。机械取栓作为急性缺血性卒中患者血管再通的一个重要手段，可以单独使用，也可与动脉溶栓药物联合应用来增加血管再通率。

机械取栓治疗急性缺血性卒中有以下优点：（1）可减少甚至不用溶栓药物，从而降低颅内出血的风险；（2）治疗时间窗可能延长；（3）使血栓破裂，增加溶栓药物接触面积，加速溶栓；（4）直接清除血栓，加速血管再通。

但机械取栓需要专门取栓设备和有经验的神经介入专家。同时，机械取栓会带来一些副损伤，如血管夹层、血管痉挛、颅内出血等。除此之外，还有可能造成远端的小血管或者其他血管区域的血栓栓塞事件发生。目前，美国 FDA 已批准 Merci 取栓器（2004 年）和 Penumbra 系统（2008 年）solitaire 血流重建设备（2012）和 Trevo 取栓装置（2012）用于急性缺血性卒中的机械取栓治疗。

（1）Merci 取栓器：Merci 取栓系统包括 Merci 取栓装置、Merci 球囊导管和 Merci 微导管。该取栓装置采用了记忆镍钛合金丝材料，其螺旋环远端直径逐渐减小以利于靠近血凝块，它在压缩状态下通过微导管到达闭塞远端，撤离微导管后该设备恢复为预先设计的螺旋形状，捕获血栓后再被撤出。通常与球囊导管联合使用，球囊充气，暂时地阻断前向血流。自从美国 FDA 批准，取栓装置设计不断更新，从最初的 X 系列具有螺旋钻似的外观和镍钛合金的核心，发展到第二代 L 系列包括拱形细丝结合到捏钛合金核心上，且成 90 度角。最新的 V 系列是一种非成角的、没有锥形尖端的螺旋形细丝的杂交结构，有软硬两种类型，其中一系列的线圈参与捕捉血块。

MERCI 试验是一项非随机对照、前瞻性、多中心临床研究,它评价了 Merci 取栓系统对于不适合静脉 rtPA 治疗及卒中症状发病时间在 8 小时之内动脉闭塞中重度神经功能缺损(NIHSS 评分≥8 分)患者的有效性和安全性。意向性治疗分析:151 例患者中再通率 46%(n=69),应用取栓设备的 141 例患者中,48%(68例)再通。临床手术并发症和 SICH 分别为 7% 和 8%。成功再通的患者比那些不成功再通的患者具有更良好的神经功能结局(90 天时 mRS 评分 0~2 分)。

MultiMERCI 试验研究缺血性卒中和大血管闭塞症状发病 8 小时内接受新一代取栓设备治疗患者。静脉注射 r-tPA 治疗后持续性闭塞患者也包括在内。164 例患者纳入取栓治疗,131 例患者接受了新一代的取栓装置治疗。新一代取栓装置治疗血管再通率为 57%,辅助动脉内纤维蛋白溶解或其他机械设备后再通率达到 70%。

总体而言,36% 的患者获得良好的临床结果(mRS 评分 0~2 分),34% 的患者死亡。临床手术并发症和 SICH 分别为 6% 和 10%。Josephson 等对 MERCI 试验于动脉溶栓试验进行比较认为,Merci 取栓器与尿激酶原动脉溶栓治疗之间的良好转归率和病死率均无显著差异,两者均为急性缺血性卒中中的合理治疗选择。

(2)Penumbra 系统:enumbra 系统由不同规格的抽吸微导管、近头端梭形膨大的分离器及抽吸泵构成,不同规格分别适用于不同部位的血栓。2009 年的 Penumbra 试验是一项前瞻性、多中心、单组临床研究,共纳入发病时间在 8 小时内、NIHSS 评分≥8 分的患者 125 例,他们均接受 penilmbra 系统治疗。症状发作 3 小时内不适合静脉 r-tPA 治疗或静脉 r-tPA 治疗未取得再通的患者也纳入研究组。

治疗的血管部分或完全再通率达 81.6%(TIMI 分级 2,3 级),手术并发症发生率是 12.8%,24 小时颅内出血发生率是 28%,其中症状性出血发生率 11.2%。90 天时 25% 的患者临床结果良好(mRS 评分 0~2 分),全因死亡率是 33%。

随后,Tarr 等对 157 例连续入组患者进行 Penumbra 系统治疗的多中心回顾性研究,治疗前的平均 NIHSS 评分是 16 分,治疗后有 87% 的患者获得部分或完全的治疗靶血管再通(TIMI 分级 2 级:54%;TIMI 分级 3 级:33%)。6.4% 的患者 24 小时内出现有 CT 证实的 NIHSS 评分恶化>4 分的症状性颅内出血。具有更良好的神经功能结局(90 天时 mRS 评分 0~2 分)占 41%,全因死亡率为 20%(32/157)。显著高于非 Penumbra 系统治疗组。

(3)Solitaire 取栓装置:olitaire 取栓装置是一种柱状开环设计的金属支架,它将血栓挤压到血管壁,并且陷入到血栓内部,使得血栓能够被彻底清除。在取栓过程中也可以配合使用抽吸泵或者注射器协助抽吸血栓,减少栓子脱落。SWIFT 是一项随机、前瞻性的非劣效性试验的研究,共纳入 113 个中度或重度卒中患者,比较 Solitaire 和 Merci 取栓系统血管再通的疗效。

发病时间在 8 小时内和不适宜或静脉 r-tP 未成功再通的患者被纳入该研究。预先设定的中期分析导致了该试验的提前暂停;双盲法评估成功再通(TIMI 分级 2~3 级)且没有症状性颅内出血的比例在 Solitaire 组为 61%,MERCI 组为 24%(P<0.001)、Solitaire 组 Megci 组在症状性颅内出血发生率分别为 2%(1/58)和 11%(6/55),手术并发症分别为(8/58)和 16%(9/55),另外,90 天的良好神经功能评分(mRS 评分 0~2 分)在 Solitaire 组和 MERCI 组分别为 58% 和 33%,90 天全因死亡率分别 17% 和 38%。可见 Solitaire 取栓装置于 Merci 装置相比具有明显优势。

(4)Trevo 取栓装置:TREVO2 研究(大血管闭塞取栓血运重建术)是一项随机非劣效性研究,本研究纳入 178 名受试者,比较 Trevo 和 Merci 取栓系统疗效。主要终点是非盲评估血管再灌注情况(TICI 分级 2~3 级),Trevo 组与 MERCI 组的血管再通率分别是 86% 和 60%,90 天良好的临床结果(mRS 评分 0~2 分)分别为 40% 和 22%,90 天的死亡率分别为 33% 与 24%。

机械取栓装置的问世为急性缺血性卒中提供了一种全新的治疗手段,血管再通率高是这种治疗方法的最大优势。但是血管再通不等于良好临床预后,尚需更多的随机对照试验明确其有效性。

九、支架置入后处理

1.手术后 3 个月内口服肠溶阿司匹林,每天 0.3mg。若有消化道溃疡、可用氯吡格雷每天 75mg。

2.手术后 24 小时内 ICU 严密监视,如果病情有变化,即进行 CT 和 MR 检查。如在手术后当时显示有血管痉挛、栓塞或血栓形成,应予以相应措施并根据需要重复血管造影,一经临床情况稳定,解除 ICU 监护。

3.手术 3 个月、6 个月、12 个月临床随访,包括 Doppler 超声。根据病情需要,对个别病例随访血管造影。

第七节　脑动脉瘤

一、概述

　　脑动脉瘤是颅内动脉主干或分支弹力层缺如或损伤所致的局限性囊状或梭状扩张的器质性病损。好发于颅底动脉及其分叉处,病理学基础是动脉管壁中层缺陷、动脉粥样硬化和高血压等。发病率为 0.2%～2%,破裂发生率约万分之一,好发于 40～60 岁的人群,女性多于男性。发病原因尚不完全清楚,多数学者认为是先天血管壁发育不良加上后天各种因素所致。它是引起蛛网膜下腔出血最常见的原因,俗称颅内不定时"炸弹"。近 10 年来诊治水平已获得显著提高,预后也较乐观,是颅内最有治疗价值的一种疾病。

二、病因

　　1.血流动力学因素

　　(1)部位:在颅底动脉分叉部、分支开口部或转弯部,搏动压力分布不均匀,引起局部内弹力层变性或损害。

　　(2)血流量:远端动静脉畸形所致的近端动脉的血流量增加;对侧同部位血管缺如、发育不良或被结扎,持续存在的颈动脉-基底动脉吻合(三叉动脉、耳动脉、舌下动脉、颈椎前动脉)和基底动脉-脑膜中动脉吻合所致的血流量增加;颅内主干血管病理性闭塞或医源性结扎所致的其他血管血流量增加。

　　(3)血压:因主动脉缩窄、多囊肾、肾动脉纤维肌肉变性等所致的血压升高以及相伴随的血管内膜的病损。

　　2.病理结构因素　　病理结构因素主要有①中膜和弹力层缺损。②瘤前期病变:包括漏斗样改变、局部变薄、微动脉瘤。

　　3.遗传因素　　遗传因素见于家族性颅内动脉瘤或遗传性血管异常,常用 CTA 可以筛查检出。

　　4.外伤因素　　外伤因素如颅骨骨折、异物穿入、手术损伤等因素所致的假性动脉瘤或夹层动脉瘤。

　　5.感染因素　　感染因素如梅毒感染后所致的动脉内膜及管壁的病损所致或细菌感染所致。

6.肿瘤因素　肿瘤因素常见绒毛膜上皮癌、心房黏液瘤或未分化癌所致的动脉瘤，还有某些肿瘤对颅底动脉的压迫所致的近心端动脉膨大或梭状动脉瘤等。

7.其他疾病因素　其他疾病因素如肉芽肿性（巨细胞型）脉管炎、系统性红斑狼疮、烟雾病等所致的病理性囊状突起。

三、脑动脉瘤的临床分类

（一）根据形态可分为

1.囊状动脉瘤

2.梭形动脉瘤

3.夹层动脉瘤

（二）根据大小可分为

1.小型（<5mm）

2.中型（5～10mm）

3.大型（11～25mm）

4.巨大型（>25mm）

（三）根据部位可分为

1.前循环动脉瘤　①颈内动脉（颈动脉岩段、海绵窦内、床突旁或眼动脉、后交通动脉、脉络膜前动脉、颈内动脉分叉部）；②大脑前动脉（A_1 段、前交通、A_2 段）；③大脑中动脉（大脑中动脉主干、分叉部、周围部）。

2.后循环动脉瘤　①椎动脉（主干、小脑后下动脉）；②基底动脉（分叉部、小脑上动脉、小脑前下动脉、基底动脉干、两侧椎动脉结合部）；③大脑后动脉（P_1 段、P_2 段和 P_3 段等）。

（四）临床分级可分为（蛛网膜下腔出血 Hunt-Hess 分级）

1.Ⅰ级　曾有短暂意识丧失（<5 分钟），神志清醒，仅有轻度头痛，无神经系统功障碍。

2.Ⅱ级　曾有意丧失（>5 分钟），意识和神经系统功能无障碍，有中、重度头痛、颈抗、眼球运动麻痹。

3.Ⅲ级　意识模糊、嗜睡，不能完成简单指令，用词不确切，瞳孔不对称或无反应，轻度局灶性神经功能缺陷。

4.Ⅳ级　昏迷，中重度偏瘫，早期出现脑强直，生命体征不稳定。

5.Ⅴ级　重度昏迷、去脑强直状态和濒死状态。

四、脑动脉瘤发病率和自然转归

(一)发病率

1.年龄　10岁内动脉瘤破裂极为少见,但以后每过10年动脉瘤发病率都有增加。据统计每过10年的发病率如下:第一个10年<1%);第二个10年2%;第三个10年6%;第四个10年15%,第五个10年26%;第6个10年28%;第7个10年16%;第8个10年6%。还有人证明,如果扣除老年人占人口比率逐渐减少的因素,那么动脉瘤发病率是随着年龄增加而上升的。高峰期主要集中在40～60岁的人群,根据我院近3000例动脉瘤资料显示,40～60岁人群占68.2%

2.性别　统计资料表明女性动脉瘤更为多见(56%),50岁左右女性即开始超过男性,这可能部分是由于老年人女性比率较高之故,主要原因可能与女性动脉管壁中层发育有关。

3.破裂发生率　脑动脉瘤尸检发现发生率明显与尸检人员技术水平有关,亦与某一机构所收容病人的年龄有关。据尸检统计发现有动脉瘤者为1.43%～1.6%,已破裂者为1%左右。每年发生蛛网膜下腔出血者,每10万人口约为6～10.9人(约万分之一),而动脉瘤破裂出血占蛛网膜下腔出血的77.2%,我院资料显示占78.4%。McCormick等对136例动脉瘤进行病理学研究,发现已破裂者约为40%。

(二)自然转归

脑动脉瘤是蛛网膜下腔出血最常见的原因,早期死亡率高达36%。脑动脉瘤破裂后在72小时内死亡者90%合并有颅内血肿。据近期文献报道,单个动脉瘤第一次出血病人的死亡率为20%～30%,第二次出血的死亡率为40%～50%,实际上有很多病人出血后没到达医院即死亡,故有人估计第一次出血的死亡率高达40%,第二次出血的死亡率为60%。又据Pakarinen统计,第一次出血后经保守治疗存活下来的病人,有35%将在一年内因再出血而死亡,51%将在5年内死亡。有学者统计未破的动脉瘤随访1～10年,每年约有1%～2.2%的病人发生出血,出血后发生严重病残或死亡者超过60%。归纳大致如下:第一次出血病人的死亡率为30%左右,第二次出血的死亡率为60%左右,第三次出血的死亡率为90%左右,即使存活的病例生存质量也极差。

五、临床表现

（一）未破裂动脉瘤

1.一般无任何症状（少数患者有轻微头痛）。

2.颅神经麻痹（眼睑下垂）。

3.占位效应。

（二）破裂动脉瘤

1.蛛网膜下腔出血表现（剧烈头痛、呕吐和颈抗）最常见。

2.颅内压增高表现（头痛、呕吐和视神经乳头水肿）。

3.脑血管痉挛表现从出血的打击中恢复过来的病人,死亡和残废最重要的原因是脑血管痉挛。出血后 3～4 天内较少见,而破裂出血后的 4～12 天内 30％～70％的病人可发现有脑血管痉挛。但仅有 20％～30％的病人有延迟性缺血所致的临床症状恶化（症状性脑血管痉挛）。这些病人在血管造影上均显示严重的局限性或普遍性脑血管痉挛。其中半数死亡,半数虽存活但遗有严重神经功能障碍。血管造影上的痉挛常可持续 3～4 周,多数有头痛症状,少数病例出血后的 10～12天内也很少出现症状。动脉瘤的部位与痉挛似乎无明显关系。脑血管痉挛发生后4～6 天或出血后 10～12 天达其高峰,并常由血管近端向远端发展。

主要临床表现为：①头痛加重；②意识障碍加重；③颈项强直加重；④神经系统体征明显；⑤低热（可能由于脑脊液中含血、丘脑下部散热中枢及汗腺功能受损所致）。

六、脑动脉瘤的诊断

（一）CT 扫描

CT 扫描是诊断蛛网膜下腔出血的最常用的方法。遇有怀疑为 SAH 的患者应首先进行 CT 平扫,其准确率与出血量、出血距检查的时间和扫描的质量有关,时间愈短,阳性率愈高。Kassell 等报告 1553 例已确诊为 SAH 的患者中,在 SAH发生后 24 小时内行 CT 扫描,仅有 3％为阴性。我院类似的资料统计阴性 2％不到。

（二）CTA

CTA 是筛查颅内动脉瘤的主要手段,具有无创、及时和费用便宜等优势。

(三)MRA

MRA 在筛查颅内动脉瘤中有一定价值,尤其 3.0T 高场强磁共振。

(四)腰椎穿刺

腰椎穿刺是诊断 SAH 的直接证据,当疑有 SAH 但 CT 为阴性时可行腰椎穿刺加以确定或者用 CTA 和 MRA 等工具排除是否有脑动脉瘤即可。SAH 后腰椎穿刺的禁忌证有:凝血功能异常、颅内压增高、疑有脊髓血管畸形和穿刺部位有感染。SAH 后常会有颅内压增高,故必需行腰椎穿刺时应特别谨慎,放液宜少宜慢,放液过多过快容易导致脑疝。如颅内压降低过多可增加动脉瘤壁的穿壁压,即动脉瘤壁内外压力差,导致动脉瘤破裂。据报告,SAH 后行腰椎穿刺者,有 10% 的患者在 24h 内病情发生恶化,不可不慎。鉴于上述风险,目前腰椎穿刺来诊断 SAH 或明确动脉瘤很少使用。

(五)DSA

DSA 是确诊颅内动脉瘤的金标准,3D-DSA 不但能够显示动脉瘤大小,还可了解其周围的三维解剖结构,对治疗有很大帮助。

七、脑动脉瘤的血管内介入治疗

(一)介入治疗简史

最早采用可脱性球囊作为一种"血管阻塞剂"来暂时或永久闭塞脑动脉瘤,是苏联的 Hisiuk(1960),但那时并未应用到临床。Fogarty(1963)提出一种不可脱的球囊导管,主要用于血管内的血栓取出,同时也可连同载瘤动脉一起闭塞脑动脉瘤。Serbinenko(1971)发明的球囊导管使这项工作迈入了一新的阶段,他可以应用不同的显微球囊导管进入动脉瘤血管内,并在确定的部位解脱,永久性闭塞动脉瘤。Serbinenko 将闭塞动脉瘤、保留载瘤动脉的通畅和功能,称之为"动脉瘤的重建手术"。20 世纪 90 年代 Moret 设计的机械解脱弹簧(MDS)和 Guglielmi 设计的电解脱弹簧(GDC)曾经代表着血管治疗颅内动脉瘤的新一代栓塞材料,随后新材料不断问世(图 3-7～图 3-13)。21 世纪以来,栓塞材料在广度和深度方面都有了提升,技术也有了明显的进步。从单纯栓塞技术、双导管技术、导管导丝技术、球囊辅助技术、支架辅助技术到密网支架技术都得益于材料的进步。

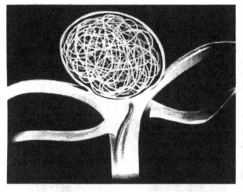

图 3-7　水解弹簧圈 DCS

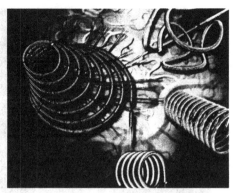

图 3-8　带纤毛弹簧圈

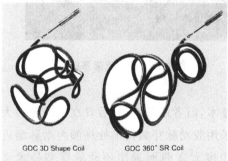

GDC 3D Shape Coil　　GDC 360° SR Coil

图 3-9　三维弹簧圈

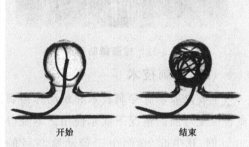

开始　　结束

图 3-10　三维弹簧圈栓塞过程

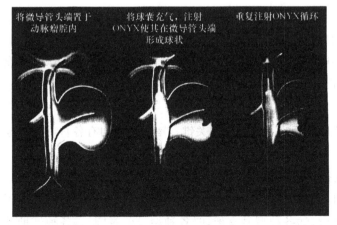

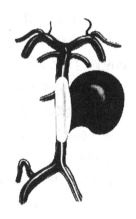

将微导管头端置于　将球囊充气，注射　重复注射ONYX循环
动脉瘤腔内　　ONYX使其在微导管头端
　　　　形成球状

图 3-11　球囊辅助液态栓塞系统

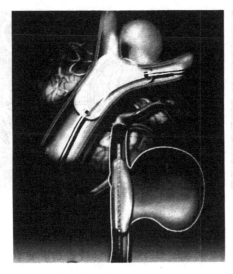
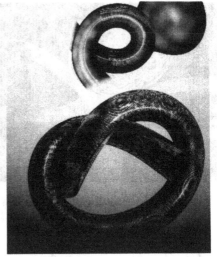

图 3-12　球囊辅助系统　　　　　图 3-13　密网支架系统

（二）穿刺技术

主要是股动脉穿刺技术和颈动脉穿刺技术,前者最常采用,后者在主动脉弓大血管极度弯曲的情况下偶尔使用。本院曾采用股动脉穿刺技术处理颅内动脉瘤近3000例,其中近 20 例由于颈动脉与弓的角度太弯曲而采用颈动脉穿刺技术来处理。

（三）麻醉方法

多数治疗中心采用全身麻醉为主,少数单位采用局部麻醉为主,各有利弊,视病情况而定。要采用局部麻醉必须满足以下条件:①患者一定能配合;②操作者熟练;③动脉瘤瘤颈和瘤体比合理;④动脉路径弯曲度不太大。

（四）栓塞技术

输送弹簧圈的微导管顺利地进入动脉瘤是关键。不同学者均有各自熟悉的导管技术和方法。

1.物品准备　物品包括:①穿刺针;②6F 鞘;③导引导管;④Y 型带阀接头(2个以上);⑤三通(3 个以上);⑥2ml、5ml 和 10ml 注射各一个;⑦双标微导管;⑧压力袋;⑨输液器;⑩各种导丝;⑪各种型号支架;⑫各种型号弹簧圈;⑬各种辅助球囊;⑭各种解脱器。

2.操作步骤

(1)股动脉穿刺:腹股沟区消毒铺敷后,用利多卡因封闭穿刺点,用尖刀片挑开

3mm 的皮肤切口,用穿刺针穿刺成功后置入股动脉鞘,静脉应用肝素以防血栓形成,从鞘中送入导引导管抵达病损血管或目标血管,采用同轴技术再于导引导管中装入微导管(塑形的微导管可用短鞘引导以免头端折断损伤),将其送至被栓的动脉瘤中,选择相应大小的弹簧圈栓塞并解脱,栓塞结束后用鱼精蛋白中和肝素。

(2)颈动脉穿刺:全身麻醉生效后颈侧前区消毒,用穿刺针穿刺成功后置入穿刺针鞘,针鞘接 Y 阀和滴注线从针鞘中送入微导管,将其送至被栓的动脉瘤中进行栓塞,结束后压迫止血 15 分钟。

3.各种栓塞技术

(1)单纯栓塞技术(图 3-14):一根微导管放在瘤颈口中释放弹簧圈。

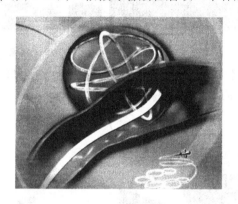

图 3-14　单纯栓塞技术

(2)双导管技术(图 3-15):一根微导管放在载瘤动脉改变瘤颈口大小以防止脱出,另一根微导管放在动脉瘤腔中释放弹簧圈。

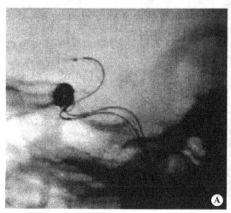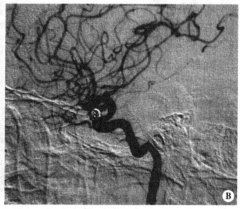

图 3-15　A.双导管技术(栓塞中);B.双导管技术(栓塞后)

（3）导管导丝技术（图 3-16）：一根微导丝放在载瘤动脉或者塑形成 J 型头放在瘤颈口处堵住瘤颈口防止弹簧圈脱出，另一根微导管放在动脉瘤腔巾释放弹簧圈。

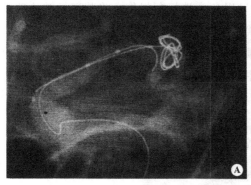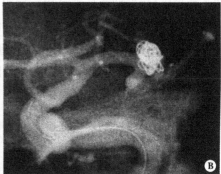

图 3-16　A.导管导丝技术（栓塞中）；B.导管导丝技术（栓塞后）

（4）球囊辅助技术（图 3-17）：一根球囊导管放在瘤颈口处充盈球囊堵住瘤颈口，另一根微导管放在动脉瘤腔中释放弹簧圈。

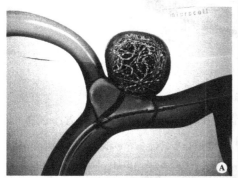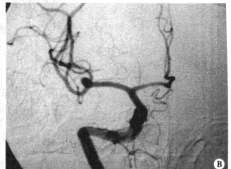

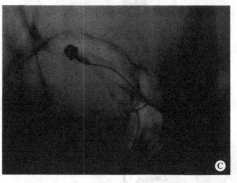

图 3-17　A.球囊辅助技术（栓塞中）；B.球囊辅助技术（栓塞前）；C.球囊辅助技术（栓塞后）

（5）支架辅助技术（图 3-18）：将一个支架放置在瘤颈口处，另一根微导管通过支架网眼放置在动脉瘤腔中释放弹簧圈；或者先将一根微导管放入动脉瘤腔中释放部分弹簧圈固定微导管头端，再全部释放支架或部分释放支架覆盖瘤颈口。

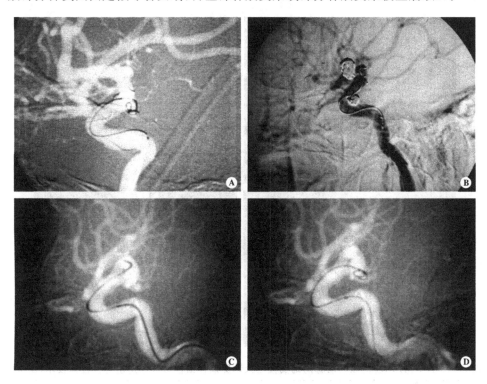

图 3-18　A.LEO 支架辅助技术（栓塞中）；B.Solitair 支架辅助技术（栓塞中）；

C.Enterprise 支架辅助技术；D.Enterprise 支架半释放＋弹簧圈释放技术

（6）诱导式栓塞技术（图 3-19，图 3-20）：在动脉瘤腔或载瘤动脉近心端放置 1 到 2 个弹簧圈，诱发动脉瘤腔血栓形成或者远心端代偿建立。具体步骤如下：①首先在全身肝素化的情况下将微导管头端放置在巨大动脉瘤腔的近心端，选择一枚又大又长的弹簧圈（有时加一个带纤毛的弹簧圈最好），使其瘤腔内具备血栓形成的基础。②将微导管退回载瘤的近心端再放置 1 个比载瘤动脉管径较大的微弹簧圈，造影观察动脉瘤显影的情况，是否有造影剂滞留或不显影的范围。③若巨大动脉瘤瘤腔仍全部显影或未见明显的造影剂滞留，还可以在第二个弹簧圈后方释放一枚弹簧圈（GDC、EDC、DCS 等均可）或比较经济的机械可脱弹簧圈（MDS），造影证实如果血流阻断 50％以上或瘤腔内造影剂滞留或显影的范围明显缩小方可停止手术。④术后抗凝治疗 3 周至 3 月左右（第一个月每天口服阿司匹林 0.2 克、第二个月每天口服阿司匹林 0.1 克、第三个月每天口服阿司匹林 0.05 克）充分建立巨大动脉瘤远心端脑组织的侧支循环代偿，诱导其动脉瘤腔内血栓缓慢形成，达到治疗效果。

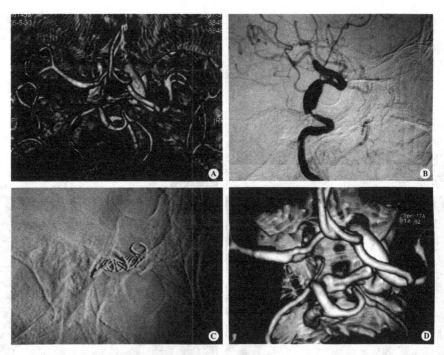

图 3-19　A.CTA 示左侧颈内动脉海绵窦段巨大动脉瘤伴血栓形成采用诱导式栓塞技术；B.DSA 示左侧颈内动脉海绵窦段巨大动脉瘤伴血栓形成；C.DSA 示左侧颈内动脉海绵窦段巨大动脉瘤载瘤动脉中 1 枚弹簧圈；D.CTA 随访示左侧颈内动脉海绵窦段巨大动脉瘤消失后交通动脉通畅

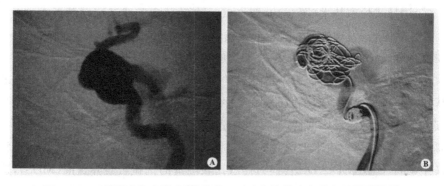

图 3-20　A.诱导式栓塞技术（栓塞前）；B.瘤内和载瘤血管各放置弹簧圈；

C.前交通代偿好；D.后交通代偿好

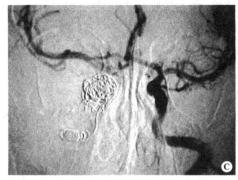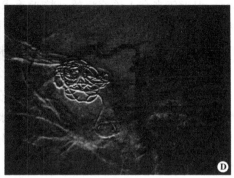

图 3-20　A.诱导式栓塞技术(栓塞前);B.瘤内和载瘤血管各放置弹簧圈;

C.前交通代偿好;D.后交通代偿好(续)

(五)不同部位动脉瘤的特点及栓塞

颅内动脉瘤部位分为颈内动脉、大脑前动脉、大脑中动脉.椎基底动脉等几个部位,各部位动脉瘤有其独特性。

1.颈内动脉动脉瘤　颈内动脉动脉瘤包括岩骨段动脉瘤、海绵窦段动脉瘤、眼段动脉瘤、颈内动脉-后交通动脉瘤、颈内动脉-脉络膜前动脉瘤和颈内动脉分叉部动脉瘤,约占全部颅内动脉瘤 41.3% 是动脉瘤最好发的部位。岩骨段颈内动脉动脉瘤极为少见,主要临床表现为前庭蜗神经损害,有时易误诊为听神经瘤,该部位动脉瘤手术极为困难,介入治疗以球囊闭塞载瘤动脉为主,也有弹簧圈栓塞的报道,疗效较好;海绵窦段颈内动脉瘤约占全部动脉瘤的 3%～6%,多见于中年女性,临床表现以压迫症状为主,蛛网膜下腔出血者很少,40%左右的病例无症状,该部位动脉瘤手术难度很大,治疗以介入治疗为主,海绵窦段颈内动脉动脉瘤大型、巨大型所占比例较高,多采用载瘤动脉闭塞术治疗,诱导式栓塞治疗也是其治疗方法之一(图 3-21,图 3-22);眼动脉段颈内动脉动脉瘤(图 3-23,图 3-24)指颈内动脉分出眼动脉至分出后交通动脉之间的动脉瘤,也有人称之为眼动脉动脉瘤、床突旁动脉瘤,约占全部动脉瘤的 0.5%～9.3%,女性多见,临床表现以视力障碍为主,该部位动脉瘤常伴有对侧相同部位或其他部位动脉瘤,且大型、巨大型动脉瘤较多见,因其与海绵窦、视神经、前床突关系密切,故手术困难,介入治疗以弹簧圈栓塞为主,巨大动脉瘤可闭塞载瘤动脉或支架辅助栓塞;后交通动脉瘤(图 3-25～图 3-32)发生于颈内动脉分出后交通动脉处,约占全部动脉瘤的 25%,女性明显多于男性,主要临床表现是蛛网膜下腔出血和动眼神经麻痹,后交通动脉瘤被认为是最适合手术治疗的动脉瘤之一,手术难度较小,效果较好,以前多数病例采用手术治疗,但近年来介入治疗疗效已接近手术结果,介入治疗病例逐渐增多,后交通动脉瘤以小型为主,大型、巨大型少见,介入治疗主采用弹簧圈栓塞,有时支架或球囊辅助栓塞;脉络膜前动脉瘤约占全部动脉瘤的 2‰~5‰,临床表现与后交通动脉瘤相似,治疗方法也相似;颈内动脉分叉部动脉瘤约占全部动脉瘤的 2.9‰~7.1‰,男性、年轻者多见,临床表现多为蛛网膜下腔出血,大型或巨大型者可有视力障碍,该部位动脉瘤毗邻许多穿支动脉,如 Heubner 返动脉、内侧豆纹动脉、外侧豆纹动脉、丘脑前穿动脉等,手术夹闭风险较大,并发症较多,而介入治疗风险小,效果较好。

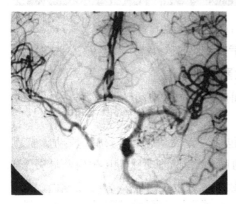

图 3-21　右颈内动脉巨大动脉瘤(栓塞前)

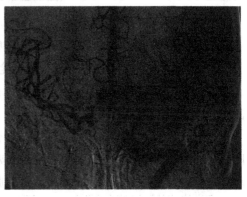

图 3-22　右颈内动脉巨大动脉瘤(栓塞后)

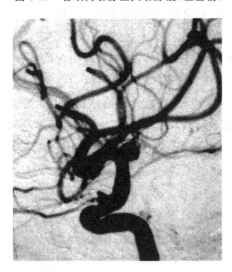

图 3-23　眼动脉动脉瘤(栓塞前)

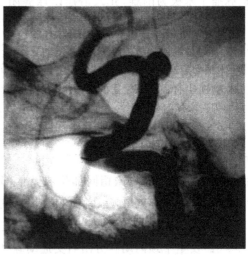

图 3-24　眼动脉动脉瘤(栓塞后)

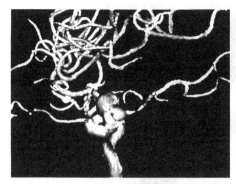

图 3-25　3D-DSA 示后交通动脉动脉瘤

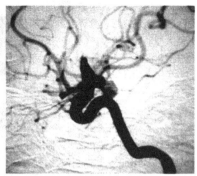

图 3-26　后交通动脉动脉瘤（栓塞前）

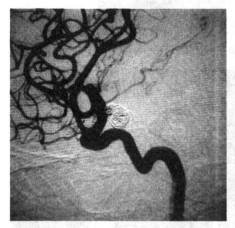

图 3-27　后交通动脉动脉瘤（栓塞后）

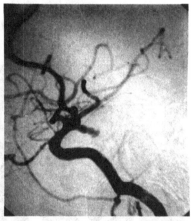

图 3-28　后交通动脉动脉瘤（栓塞前）

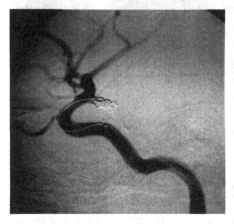

图 3-29　后交通动脉动脉瘤（栓塞后）

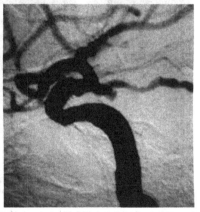

图 3-30　后交通动脉动脉瘤（栓塞前）

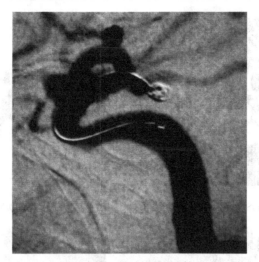

图 3-31 后交通动脉动脉瘤(栓塞后)

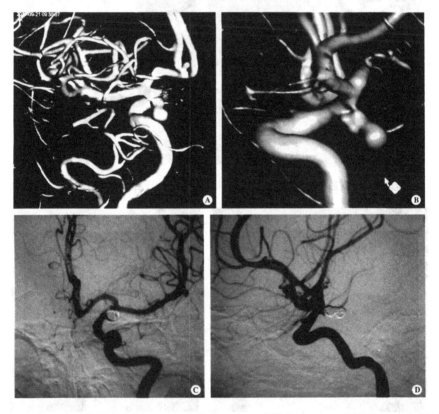

图 3-32 A 与 B 为后交通动脉瘤 3D-DSA 栓塞前,C 与 D 为栓塞后 DSA 正侧位片示动脉瘤不显影

2.大脑前动脉动脉瘤　　大脑前动脉动脉瘤约占全部动脉瘤的 30%,前交通动脉动脉瘤手术或不能耐受手术的病例才采用介入治疗,但手术治疗并发症也较多,如静脉性脑梗死、嗅觉丧失、记忆力减退、精神症状等,而介入治疗随着材料和技术的进步,疗效不断提高,现在认为大多数前交通动脉动脉瘤都可采用介入治疗(图3-33);大脑前动脉远端动脉瘤约占全部动脉瘤的 4.4%,常发生于胼周动脉,少数发生于额极或胼缘动脉,破裂动脉瘤占大多数,由于该部位动脉瘤破裂出血后的症状较重,且动脉瘤显露和载瘤动脉控制困难,术中破裂概率高,因此手术预后较差,同时,由于动脉瘤远离 Willis 环,微导管难以到位,栓塞术中破裂概率高,因此介入治疗效果也不及其他部位动脉瘤,但仍可接受,有的效果较好;大脑前动脉主干动脉瘤,即 A_1 段动脉瘤,发病率很低,约占全部动脉瘤的 1.5%,巨大、夹层动脉瘤所占比例较高,治疗比较困难。

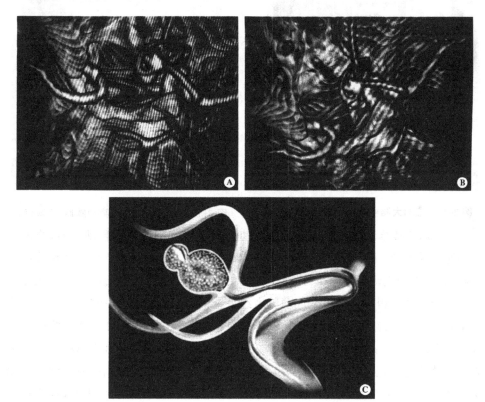

图 3-33　A、B 示左前交通动脉瘤 CTA 栓塞前,C 示栓塞模式图

3.大脑中动脉动脉瘤　　大脑中动脉动脉瘤约占全部动脉瘤的 20%,大多位于大脑中动脉分叉部,少数位于其主干或远端分支。大脑中动脉分叉部动脉瘤

（图3-34，图3-35）约占全部动脉瘤12％～15％．未破裂者常常无症状或有占位症状，破裂者易形成血肿，出现偏瘫、失语等症状，CT表现为一侧侧裂池血肿较有诊断价值，有时要与高血压脑出血血肿鉴别，由于该部位动脉瘤手术入路较近，动脉瘤较易分离，手术效果较好，因此多主张手术治疗，但在一些选择性病例，介入治疗也能达到较好效果；大脑中动脉主干及远端动脉瘤发病率很低，治疗以手术为主，未有大宗介入治疗报告，有些文献提及介入治疗的动脉瘤中包括这些部位动脉瘤，但未单独分析其疗效。

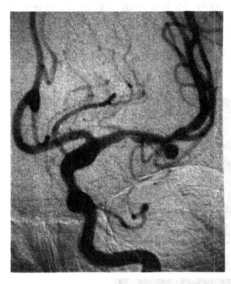 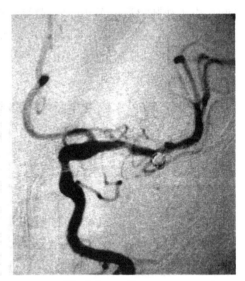

图3-34　左侧大脑中动脉动脉瘤（栓塞前）　　　图3-35　左侧大脑中动脉动脉瘤（栓塞后）

4.椎基底动脉系统动脉瘤　椎基底动脉系统动脉瘤即后循环动脉瘤，约占全部动脉瘤的10％，以基底动脉动脉瘤最为多见，其次为椎动脉动脉瘤、大脑后动脉瘤，其他分支动脉瘤很少见，由于后循环瘤手术难度大，预后差，因此介入治疗作为首选已得到公认。基底动脉瘤约占全部动脉瘤的5％～8％，最好发部位是基底动脉分叉部，基底动脉主干和基底动脉起始较少，基底动脉分叉部动脉瘤（图3-36，图3-37）占后循环动脉瘤的51％，破裂者表现为头痛、瘫痪、昏迷，未破裂者无症状或有压迫症状，由于该部位动脉瘤位置深，毗邻结构复杂，手术致残致死率高达28％～47％，而介入治疗虽然复发率较高，但可有效防止再出血，致残致死率远低于手术，因此现在绝大多数基底动脉分叉部动脉瘤采用介入治疗；基底动脉主干动脉瘤约占后循环动脉瘤的20％，多发生于分出小脑上动脉和小脑前下动脉处，基底动脉主干囊状动脉瘤可直接栓塞动脉瘤，而夹层或梭形动脉瘤可栓塞动脉瘤和载瘤动脉；基底动脉起始部动脉瘤，即椎基底动脉汇合部动脉瘤，非常少见，临床表现以压迫症状多见，由于该部位动脉瘤位置特殊，且常为梭形或夹层动脉瘤，治疗非常困难，即使是囊状动脉瘤，介入治疗风险较大；椎动脉动脉瘤约占后循环动脉瘤的 20%～30%，最常见于椎动脉分出小脑后下动脉处，可表现为共济失调、头晕、耳鸣等症状，由于该部位动脉瘤多为夹层或梭形动脉瘤，而且多数病例后循环为双侧椎动脉供血，因此治疗方法与其他部位动脉瘤有所差别，对侧椎动脉发育良好的病例，可直接闭塞载瘤动脉，或动脉瘤与载瘤动脉一起闭塞，对侧椎动脉发育不良或缺如的病例，可采用支架或支架结合弹簧圈治疗；大脑后动脉动脉瘤较少见，约占后循环动脉瘤的 10%，其中巨型、巨大型动脉瘤比例较高，该部位动脉瘤的主要表现为蛛网膜下腔出血，较大者可有压迫症状；大脑后动脉近端（P_1段、P_1 与 P_2 交界处）动脉瘤多为囊状动脉瘤，可采用弹簧圈栓塞治疗，远端（P_2、P_3、P_4 段）动脉瘤多为假性动脉瘤，可采用闭塞载瘤动脉治疗。

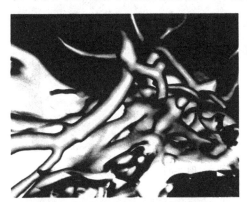

图 3-36　基底动脉分叉部动脉瘤

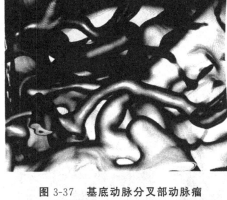

图 3-37　基底动脉分叉部动脉瘤

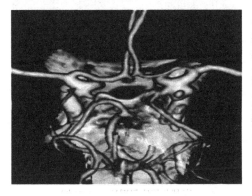

图 3-38　双侧后交通动脉瘤

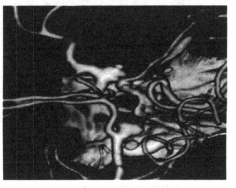

图 3-39　双侧后交通动脉瘤

5.多发动脉瘤　颅内二个或二个以上的动脉瘤,占颅内动脉瘤的15%左右,近年来 CTA 的分辨率越来越高(尤其是 320 排 CTA)(图 3-38,图 3-39),多发动脉瘤检出率越来越高。治疗应该首选介入栓塞治疗(图 3-40～图 3-52)。也可根据多发动脉瘤区域分级而定,一般将大脑镰和小脑幕的分隔把颅腔分为四个区,若动脉瘤位于 1 个区域内为Ⅰ级、位于 2 个区域内为Ⅱ级、位于三个区域内为Ⅲ级、位于 4 个区域内为Ⅳ级,除Ⅰ级外其他级别均倾向血管内介入治疗。

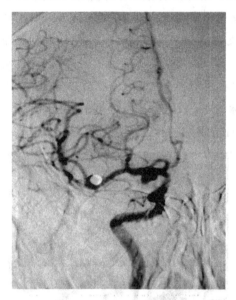

图 3-40　基底动脉分支部动脉瘤

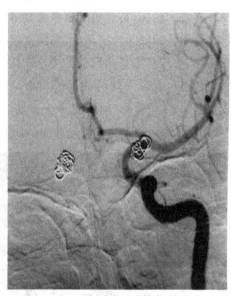

图 3-41　基底动脉分支部动脉瘤

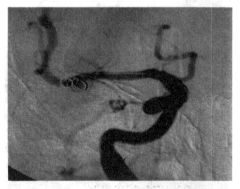

图 3-42　右侧大脑中动脉瘤栓塞

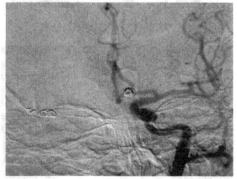

图 3-43　右侧大脑中动脉瘤和左侧前
　　　　交通动脉瘤栓塞

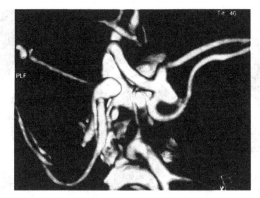

图 3-44 右侧前交通动脉瘤合并基底
动脉末端动脉瘤

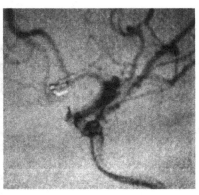

图 3-45 前交通动脉瘤栓塞

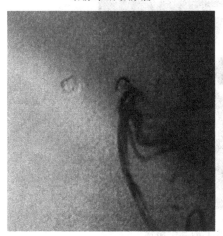

图 3-46 前交通动脉瘤和基底动脉瘤栓塞

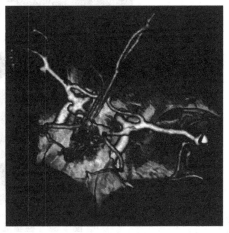

图 3-47 左侧后交通动脉瘤合并左右侧大脑
中动脉瘤三个动脉瘤

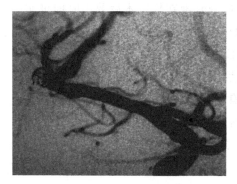

图 3-48 右侧大脑中动脉瘤栓塞

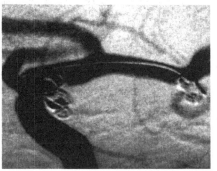

图 3-49 左侧大脑中动脉瘤栓塞

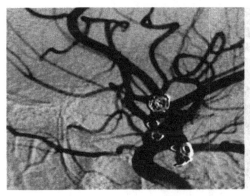 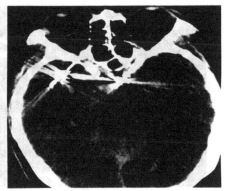

图 3-50　三个动脉瘤栓塞后　　　　　图 3-51　栓塞后 CT 影像

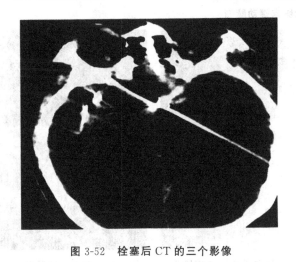

图 3-52　栓塞后 CT 的三个影像

（六）栓塞术后处理

1.血性脑脊液的处理　　腰穿释放血性脑脊液在栓塞术后数小时即可实施,为了安全最好在甘露醇脱水后进行,一般每天一次,直到血性脑脊液变为正常为止,这也是预防和减轻血管痉挛最重要的手段。

2.控制血管痉挛　　除了腰穿释放血性脑脊液以外,目前尼莫地平(尼莫同)为首选药物之一,盐酸法舒地尔也是一种有效药物。病人术后要求扩容,扩张血管,尤其要应用低分子右旋糖酐,减少血液黏稠度以防血栓形成。

3.癫痫的预防　　一些回顾性研究报导指出,癫痫事件的发生率为 6%～18%,而迟发性癫痫的发生率为 7%,预防性应用德巴金、开蒲兰、安定等药物是有必要的。

4.脑积水的处理　　合并慢性症状性脑积水的患者,推荐进行临时或永久的脑脊液分流术,出现脑室扩大并且伴有意识障碍的患者,可以行脑室穿刺外引流术。

5.低钠血症和血容量不足的处理　　SAH后低钠血症的发生率约10%～30%。临床分级差、动脉瘤生长于前交通动脉以及有脑积水的患者更易出现低钠血症,而脑积水是提示预后差的独立危险因素,一般应避免给予大量低渗液体,并避免血管内容量减少,可以联合使用氟氢可的松和高渗盐水以纠正低钠血症。血容量的维持亦很重要,有助于提高脑灌注。

(七)栓塞治疗结果

破裂动脉瘤再破裂率和残死率较高,一经诊断即应积极治疗,这已得到公认,治疗的主要目的是防止再出血,降低致残率致死率。目前,采用介入治疗的动脉瘤多为破裂动脉瘤,总体结果较好,但不同时期、不同作者报道的结果有所差异,可能与病例选择或术者技术有关。随着神经影像学的进步,未破裂动脉瘤的发现率也相应增高。但由于对未破裂动脉瘤的自然史不十分清楚,手术或介入治疗又有一定风险,因此如何处理未破裂动脉瘤仍存在争议。有些学者认为,小型、无症状未破裂动脉瘤应保守治疗,而有些学者认为未破裂动脉瘤应手术治疗,但多数学者认为应行介入治疗。总之颅内动脉瘤的介入治疗虽然只有10余年历史,但其安全性和有效性已得公认,将来应该是一种首选的治疗方法。

第八节　　脑动静脉畸形

一、概述

脑动静脉畸形是一种胚胎时期血管胚芽发育异常导致的先天性血管性疾病,是供血动脉的动脉血不经毛细血管床而直接汇入引流静脉所形成的异常血管团,是最常见的脑血管畸形,尸检率约0.2%～0.6%。其病理特点为脑动静脉之间缺乏正常毛细血管网而使二者直接相通,动静脉间盗血导致正常脑组织低灌注、灌注不足及高静脉压,常为一支或多支供血动脉,一个血管巢,多根迂曲扩张的引流静脉。常引起颅内出血、癫痫发作、头痛、神经功能缺损等一系列临床症状。诊断方面有CT和MRI的筛查,多数AVM容易诊断、DSA普及率越来越高确诊已不成问题。未经治疗的脑动静脉畸形其大小每年以0.2%～0.8%的速度递增,不仅增加了出血死亡率和致残率,也给手术治疗增加一定难度,严重威胁患者的生命和生存质量。AVM直接外科手术具有较大风险,死亡率和残疾率较高。γ-刀虽然在一些小的 AVM 治疗上取得满意效果,但对大于 3cm 以上的 AVM 仍不理想,放疗后还有再出血的风险。近 30 年随着血管介入治疗技术和导管、栓塞材料的发展,血管内栓塞治疗已成为治疗 AVM 的主要方法之一,多数病例已成为治愈 AVM 的基本方法,为 AVM 的研究和治疗又开辟了一个新的途径。

二、病因和病理

血管畸形的分类主要有以下五种:①毛细血管扩张症;②隐匿血管畸形;③海绵状血管瘤;④动静脉畸形;⑤静脉血管瘤。动静脉畸形是本书要讨论的重点。在胚胎期,脑的中胚叶组织血管由细胞分化出原始的血管,进而形成原始血管网。动静脉并行,紧密相连,仅被两层细胞隔开。如果在胚胎发育第三、四周,正常发育受到阻碍,形成动静脉畸形,血液通过该畸形血管团直接进入静脉,造成血流动力学异常。脑 AVM 是一团状发育异常的血管,内含不成熟的动脉和静脉,动静脉之间存在不同程度的直接交通,没有毛细血管。畸形血管内膜增厚、变性,管腔呈节段性扩张,病变区有脑组织存在。畸形血管团大小不一,多位于皮髓质交界处,累及软膜呈锥形,锥基为软膜面,锥尖指向脑实质。硬膜受侵为硬膜型 AVM,常规血管造影阴性者为隐匿型 AVM。大脑中动脉分布区是 AVM 好发部位,两侧大脑半球无明显差异,幕上占 70% 以上。畸形血管团内动静脉瘘形成,尤其是瘘口大者,病灶内血流阻力减低,血流量增大,造成供血动脉增粗、增多、扭曲,并窃取大量正常脑组织供血,以满足病灶的高流量血供。回流静脉腔内因压力增高、流速加快,也随之逐渐扩张。供血动脉远端、AVM 病灶内可发生血流相关性动脉瘤,瘘口远端和引流静脉狭窄段远端可引起静脉瘤样扩张。畸形血管团内可有血栓形成及钙化,畸形血管团周围可有脑组织变性、萎缩、含铁血黄素沉着。

三、AVM 的临床分级

Spetzler 和 Martin 依据 AVM 病灶大小、部位以及静脉引流方式进行分级。AVM 病灶测量需在动脉相早期进行;深部静脉引流指大脑内静脉、基底静脉和小脑前中央静脉;功能区指该部位受损会产生相应的神经功能缺陷。特殊的功能区包括感觉/运动区、语言中枢、视放射皮质区、丘脑/下丘脑、内囊、脑干、小脑脚和小脑核团。非功能区包括额极、颞叶、小脑皮质,这些部位受损产生的神经功能缺陷轻微。超选择性插管功能试验及其结合脑电图检查有助于功能定位。

颅内 AVM 的 Spetzler 分级系统(表 3-1)主要是以颅内 AVM 的三方面的变化的总分而定。即为 AVM 的大小、周围脑组织是否为功能区、静脉引流的类型多项分数的总和。Spetzler 和 Martin 根据 AVM 的大小、功能区及静脉引流分项分数总和为级别,可分 1～5 级,另有单独的 6 级,不能手术的病变归为此级。

表 3-1　Spetzler-Martin **动静脉畸形分级**

分级的特点	分数
AVM 的大小	
小(<3cm)	1
中(3～6cm)	2
大(>6cm)	3
周围脑组是否为功能区	
非功能区	0
功能区	1
静脉引流	
仅有浅静脉	0
深静脉	1

四、临床表现

颅内动静脉畸形的人群发病率为 0.02%～0.05%,占脑疾病的 0.15%～3%。男性多于女性,临床发病年龄高峰是 20～40 岁,平均 25 岁,尽管约有 1/4 的动静脉畸形出血多发生在 15 岁以内。60% 在 40 岁以前发病,大多数在 50 岁以前出现症状,60 岁以上发病者少见。据我院近 200 例 AVM 病例资料统计,60 岁以上仅占 3%,临床上以头痛为主,多数不需治疗干预。

脑动静脉畸形的主要症状是出血、癫痫和头痛,可以单独存在,也可合并发生。

1.出血　约有 50% 的动静脉畸形患者的症状为出血引起。是 AVM 的主要临床表现,可分为脑内出血、脑室出血和蛛网膜下腔出血。经大宗病例统计,脑 AVM 病人中 68% 有出血症状。有学者在病理研究中发现,10%～15% 临床无出血症状的病人,脑 AVM 的胶质增生区周围有含铁血黄素及巨噬细胞,提示有少量、隐性的无症状性出血,这说明脑 AVM 的出血率比实际统计的还要高。我院资料显示出血率占 53%。AVM 出血的特点是:①出血年龄轻:出血的高峰年龄比动脉瘤早,为 15～20 岁,半数以上的出血发生于 30 岁以前;②出血的程度较轻;出血后死亡率只及动脉瘤的 1/3;③出血部位以脑内为多;④早期再出血发生率较低;⑤再出血的间隔时间长且无规律;⑥出血后发生血管痉挛者比动脉瘤轻。颅内出血者发病突然,往往在体力活动或情绪波动时发病,临床表现为剧烈头痛、呕吐、甚至意识丧失。体检有颈项强直、Kenig 征阳性、腰穿脑脊液可呈血性。

2.癫痫　以癫痫为首发症状者约占 20%,国内学者凌锋教授报道 162 例中 37 例有癫痫史(占 22.8%)。我院资料显示癫痫发生率占 21.8%。主要由于脑 AVM 的动静脉短路,畸形血管团周围严重盗血,脑细胞供血不足所致。因此其发生率与 AVM 的大小、位置和类型有关。一般来说,位于皮层的大型 AVM 及呈广泛毛细血管扩张型 AVM 癫痫发生率高。出血前后多发生癫痫主要与出血后含铁血黄素沉积致周围胶质增生形成致癫灶有关;还与盗血和畸形血管团压迫有关。

3.头痛　以头痛为首发症状的约占 15%。头痛虽不是 AVM 的特征性症状,但对病人的困扰极大,常使病人难以忍受。从畸形的部位来看,凡颞叶底面或累及到硬膜者有头痛。推测可能系硬膜三叉神经感觉支受到影响之故。某些病人有脑膜脑 AVM,仅仅栓塞了颈外动脉所供应的脑膜 AVM,头痛就能大为减轻,或可为一佐证。颅内压高也是一种引起头痛的重要因素。

4.缺血及颅内杂音　部分病人可因盗血半球长期供血不足致进行性偏瘫,因合并有动静脉瘘可闻及颅内吹风样杂音,因引流静脉异常造成颅内压增高、占位效应和眼球突出等症状。

五、AVM 的影像学诊断

(一)AVM 的 CT 诊断

脑 AVM 伴发出血者多数表现为脑内血肿,也可表现为蛛网膜下腔出血和脑室内出血,极少的表现为硬膜下血肿。CT 扫描有时脑内血肿压迫邻近组织可使 AVM 病灶显示不清,随访检查有助于 AVM 病灶的发现。

脑 AVM 内血流量增多或血栓形成、钙化,病灶内脑组织胶质增生、含铁血黄素沉积,以及新近的少量出血,在 CT 平扫像上呈现高或略高于正常脑组织的密度;病灶内慢性缺血所致的小梗死灶和小的陈旧性出血灶呈现低、等密度区。因此,脑 AVM 在 CT 平扫像上表现为一局灶性的高、等、低混杂密度区,形态不规则、大小不一。增强后 CT 扫描像显示团状强化,其内可见迂曲的血管影,周围可见增粗的供血动脉和引流静脉。小的脑 AVM 在 CT 扫描呈现阴性,增强后 CT 可清晰显示病灶。AVM 病灶占位效应不明显,病灶周围不出现脑水肿,可存在不同程度的脑萎缩。

CT 血管造影(CTA)是利用增强后薄层 CT 扫描,然后进行三维重建的一种血管显影技术。虽然空间分辨率较差,但确是一种创伤较小的检查方法。

(二)AVM 的 MRI 诊断

在血流快的 AVM 病灶、AVM 供血动脉和部分引流静脉在 MRI 上存在流空效应,T_1 加权像和 T_2 加权像上为低信号,呈条状或管状;AVM 病灶内的钙化在 MRI 上为无信号,在 T_1 加权像和 T_2 加权像上表现为低信号。在血流较慢的畸形血管、引流静脉以及在 AVM 内血栓形成时,其信号表现较为复杂,T_1 加权像和 T_2 加权像上均可表现为低、高信号并存。因此颅内 AVM 的典型 MRI 表现为以低信号为主、具流空信号特征的不均质信号,无占位效应,周围脑组织不同程度萎缩。如伴 AVM 内出血,则呈现一占位病变,以及不同时期的血肿表现,有时因血肿的占位压迫,掩盖 AVM 的特征性表现。MRA 是一无创性检查,可评估颅内 AVM 的血管构筑学以及与周围脑组织结构的关系,可精确 AVM 病灶的定位。

(三)AVM 的 DSA 诊断

选择性全脑血管造影是明确诊断脑 AVM 最重要的方法,从介入神经放射学的角度看,除了做全脑选择性动脉造影外,尚需行超选择性供血动脉造影,以了解畸形血管团的血管结构学。3D-DSA 更为直观地反映 AVM 的立体形态。

1.选择性全脑动脉造影　脑 AVM 病人均需行选择性全脑动脉造影,选择性双侧颈内动脉、单侧椎动脉造影,怀疑有脑膜脑 AVM 者还应加做双侧颈外动脉造影。重点了解以下几个方面:

(1)AVM 的供血动脉:供血动脉的多少、深浅、粗细可决定选择介入治疗的途径。当 AVM 有颈内、外动脉联合供血时,首先应栓塞颈内动脉的供血,以免血流重新分布导致颅内 AVM 负荷过重致出血发生。在颅内的供血动脉中,单一粗大的供血动脉应首选栓塞,导管容易进入供血动脉,病人痛苦少,创伤亦小。当 AVM 有前循环和后循环供血时,亦应先栓后循环供血的 AVM。

(2)引流静脉:静脉引流方向分为三组:①浅表引流:AVM 向上吻合静脉、Labbe 静脉、上矢状窦、横窦内引流;②深部引流:向 Rosenthal 基底静脉、大脑内静脉、Calen 大脑大静脉、下矢状窦、直窦内引流;③双向引流:为兼有上述深浅两个方向的引流。具有双向引流特点的 AVM,当手术切除时,不致明显影响 AVM 的回流。单方向为主的静脉引流时,栓塞剂决不可进入引流静脉,否则回流阻塞,供血不断,很易发生畸形血管团破裂出血。对高血流的动静脉瘘,动静脉循环时间极快时,应多准备一些栓塞剂,一旦第一支注入后迅速流到静脉时,立即注射第二支,直至将供血动脉栓塞牢固;或者先用弹簧圈栓塞让血流速度减慢再行 NBCA 或 ONYX 栓塞;有时可以直接用球囊或弹簧圈将瘘口闭塞。

(3)动静脉循环时间与盗血现象:从注射开始到影像上出现引流静脉为动-静脉(A-V)循环时间。该时间越短,说明脑盗血现象越严重,影像上则显示病变侧正常脑区出现充盈不良。极少数病例可出现几乎不显影的表现。

(4)AVM 伴有动脉瘤:其影像学的特点是动脉早期尚未出现引流静脉时,供血动脉近端或畸形血管出现不规则的圆形造影剂浓集点,至少二个投影角度可看到。伴有动脉瘤的 AVM 78%发生出血,是 AVM 出血的罪魁祸首,是栓塞治疗的首要因素。

(5)伴随的引流静脉结构异常:主要表现为深或浅静脉狭窄;弥漫性毛细血管扩张伴皮层静脉迂曲扩张;深静脉系统不显影等。上述异常造成皮层引流静脉迂曲扩张,甚至呈静脉瘤状,或通过板障头皮静脉、海绵窦向颅外引流。引流静脉异常导致长期静脉回流受阻,上矢状窦或皮层静脉充血,视乳头水肿等,正常脑皮层的静脉充血,可发生癫痫等,静脉的迂曲扩张,还可发生蛛网膜下腔出血。

2.供血动脉超选择性造影

(1)终末小血管团:供血动脉直接注入到小片状的畸形血管团,弥漫时间为2~3s,然后引流入数条静脉。

(2)穿支供血:在导管不能再前进的情况下,供血动脉除了供给畸形团,同时还供应正常的脑组织。

(3)动静脉直接交通:在 AVM 内有的供血动脉不伴有畸形血管团,直接与较粗大的引流静脉交通。

(4)AVM 伴有动脉瘤:动脉瘤可在供血动脉的近端,由高血流量造成的动脉囊性膨胀,也可在畸形内,因动脉结构不良形成。

(5)AVM 内含有静脉瘤或引流静脉瘤样扩张:多数是由于静脉输出通道梗阻,或静脉壁本身结构不良造成。

(6)颈外动脉与静脉窦直接交通:可为数支颈外动脉分支同时开口于一处静脉窦壁上,或直接与基底静脉丛交通,向脊髓静脉引流。

六、AVM 的介入治疗

曾经有学者用 3mm 直径的塑料或钢球注入颈内动脉,栓子利用血流的趋向性进入病变,有效地减小 AVM 的体积,使神经功能障得到改善,但并发症较多而被淘汰。后来栓塞剂改用 IBCA,直接注射到畸形血管团内,使其部分或全部闭塞,后因 IBCA 的毒性作用较大逐渐少用。当 AVM 主要由皮层动脉供血、经皮动脉插管难以到位时,许多学者又用了术中直接栓塞技术因可控性差阻碍推广。栓塞材料有明胶海绵、干燥硬膜、硅胶球和 IBCA 等。栓塞前后均有 X 线屏幕监视,防止导管进入动脉化的静脉内或栓塞剂流到静脉中。

目前在 AVM 栓塞治疗中,栓塞材料有显著进步,有 NBCA 胶、ONYX 和微弹簧圈等。最常应用的栓塞剂仍然是 NBCA,其配制简单,栓塞作用持久,但因其具有快速凝固和不可控性等特点,其使用具有一定的困难和风险,有较丰富临床经验者才能恰当地掌握浓度配制、注胶速度和确定拔管时机等,才能达到良好的治疗效果。新型液态栓塞剂 ONYX 是次乙烯醇异分子聚合物(EVOH)溶解于 DMSO 形成的简单混合体,其中加入了微粒化钽粉使其在 X 线下可视。当其与血液或任何水溶剂接触时,溶剂 DMSO 迅速挥发,EVOH 结晶析出,像熔岩一样由内向外逐渐固化,最终成为一团含有钽粉的海绵状固体。根据 EVOH 和 DMSO 的不同配方,可制成不同浓度的 ONYX,适用于不同疾病的治疗。ONYX18 是低黏滞度ONYX 为主,适用于动静脉畸形的栓塞。其主要优点是不粘管,可以长时间缓慢注射,聚合性好,可在整个畸形血管团内充分弥散,不漂入引流静脉导致堵塞,反流也比较容易控制。

(一)NBCA 胶栓塞技术

1.常规准备 神经安定麻醉或全麻,经股动脉入路置入 6F 导引导管于颅底部患侧颈内动脉或椎动脉,并连接 Y 阀和灌注压力袋,常规肝素化,对存在多支供血动脉、高流量瘘的 AVM,可免去肝素化,改用灌注液内加适量肝素(4000U/L)进行。肝素化一般首次动脉或静脉注射 3000~5000 单位,1 小时后追加半量。

2.微导管定位 采用 Magic、Ultraflow 或 Marathon 作为漂浮和(或)导丝导向性微导管,检查无破损、溢漏后,在支撑导丝帮助下,引入导引导管内,在微导管头出导引导管头之前,拔除支撑导丝,绝对避免支撑导丝进入血管腔,以免刺破血管壁。应用 1~3ml 注射器,在注射造影剂的同时,插入微导管,有利于微导管顺血流漂入脑内血管和 AVM 供血动脉。适当升高血压也有助于微导管前进。如果供血动脉太细、血流不快,或供血动脉行径弯曲角度太小或分支太多,微导管难以到达供血动脉远端,可用 0.254mm(0.010 英寸)或(0.008 英寸)亲水膜微导丝导向,可增加微导管近端硬度和远端推力,但微导丝不宜伸出微导管头端,以避免微导丝顶破脑内小动脉壁。另外,微导丝在微导管内进出应轻柔,尤其在越过小角度弯曲的血管时更应谨慎。如微导丝在微导管内进出摩擦力增大,则易损伤微导管,给随后注射 NBCA 时带来严重不良后果,微导管头的正确位置应在近 AVM 病灶的供血动脉端或动静脉瘘口的动脉端,应避免插入过深、越过 AVM 病灶内动静脉瘘进入引流静脉端。微导管正确到位后,其近端连接 Y 阀和灌注线,保持微导管畅通。

3.超选造影 微导管正确到位,即用 1ml 或 2ml 注射器徒手法做供血动脉造影,每秒不少于 6 帧。目的是评价该供血动脉的血流相、AVM 结构、引流静脉状况,以及 AVM 病灶的循环时间和循环量,依此决定 NBCA 的注射浓度、注射速度和注射量。具体操作为:先用肝素盐水冲洗微导管,然后在实时 DSA 状态下,用 1ml 或 2ml 注射器徒手法匀速注入造影剂,待引流静脉显影即停止注射,最后计算 AVM 病灶循环时间。在 DSA 像上供血动脉开始显影到引流静脉显影的时段,即为 AVM 病灶循环时间;在此时段注射造影剂的总量减去微导管内死腔,即为 AVM 病灶循环量。

4.注射 NBCA 技术("三明治"技术) 用葡萄糖水清洗工作区的使用器皿和清洗微导管。依据 AVM 病灶循环时间配制相应的 NBCA 浓度,如 AVM 病灶内不存在高流量瘘道,一般将 NBCA:碘苯酯以 1:1 或 1:2 比例配制混合,用 1ml 或 2ml 注射器抽取 NBCA 混合液,总量控制在约多于 AVM 病灶循环量和微导管死腔的总和。在适当控制性降压和实时 DSA 状态下,缓慢匀速注入,完全充盈病灶,直至引流静脉显影或 NBCA 混合液返流入供血动脉即在停止注射,同时嘱助手一并拔除微导管。如果引流静脉显影,病灶未完全充盈,则停止注射 2~3 秒后断续注射,直至显示 NBCA 混合液向微导管近端返流,则停止注射后拔除微导管。一般来说,一支供血动脉内注入 NBCA 量为 0.4~0.8ml,但是,注射 NBCA 速度和量,除与 AVM 病灶流速有关外,还与操作者经验密切相关,尤其是术者推注的压力。存在高流量瘘道的 AVM,供血动脉与引流静脉直接交通,其流速极快,可先用弹簧圈栓塞以减慢流速后再注射 NBCA,或采用"三明治"技术注射 NBCA。具体操作为:将微导管头置于动静脉瘘口供血动脉端后,用葡萄糖液冲洗微导管,以 1ml 或 2ml 注射器先抽吸 0.2~0.3ml 5%葡萄糖液,保持注射器竖直,再慢慢抽吸 0.2ml 纯 NBCA 沉在注射器出口部,连接微导管,在实时 DSA 状态下快速(1~2

秒)注射总量为 0.4～0.5ml 后,迅速拔除微导管。最后置入诊断用导管行栓塞后血管造影,以完整评价栓塞效果和侧支循环情况。如有其他供血动脉供血,则参照上述步骤再次栓塞,但是,对于多支动脉供血、大的 AVM,一次栓塞两支供血动脉、栓塞范围不超过 30% 为宜。如为分次栓塞,两次栓塞间隔时间至少为 1 周,不超过 10 周。栓塞术后 6 个月、1 年、2 年常规做 DSA 或 MRI 随访检查。

(二)ONYX 栓塞技术

1.注射前的准备

(1)术前征得患者同意,使用 ONYX 栓塞时,治疗结束后有留管于体内的可能性,特别是 Spetzler-Martin 分级为 4～5 级的患者或是 3 级大型 AVM 且无深部引流静脉的患者。

(2)在术前一定要做 CT 和 MRI 检查,确认有出血史。

(3)按照产品使用说明书准备 ONYX。

(4)如果导管室很冷,则需加热 ONYX18,ONYX20 和 ONYX34(如果没有 ONYX 加热器,则可使用造影剂加热器或暖毯加热器)。

(5)ONYX 遇含水溶液会发生聚合突变。因此,准备 ONYX 时需要在干净、干燥、消毒的单独操作台上进行。需要带干净、干燥的手套。任何与盐水和血液的接触都将导致 ONYX 聚变。

(6)找到最佳参考图像/最佳工作角度(超选血管造影时可以清晰辨认出微导管头端、供血动脉、畸形团和引流静脉)。

(7)在注射 DMSO 和 ONYX 之前,在荧屏上检查 Ultraflow/Marathon 微导管的大部分或全部,并注射小剂量造影剂检查微导管是否因(迂曲血管导致的)缠结而发生了破裂。

2.确定靶血管

(1)尽可能选择最粗、最直的供血动脉分支。

(2)使用 Ultraflow/Marathon 作为漂浮管和(或)导丝导向性微导管。

(3)微导管头端能真正定位于畸形团内为最理想。但是如果你只能使微导管头端到达畸形团的近端部位(多数手术是这样的),则请确保微导管头端稳定并嵌入血管,尤其是在动静脉瘘中(确保导管在造影过程中不得移动)。

(4)可以联合使用 Rebar10/14 微导管注 ONYX 治疗颈外动脉分支供血的硬脑膜动静脉瘘,使用相同的注射技术(返流和慢推技术)。也可以从复杂畸形团的硬膜部分注射 ONYX,使之弥散到软膜部分。

3.注射 ONYX

(1)在注射 ONYX 过程中调低灯光亮度以提高 ONYX 的可视性。

(2)注射速度是非常缓慢的。使有"DMSO 置换"速度作为参考,举例:0.25ml/90s＝0.16ml/min。

(3)如果 ONYX 在注射器中存留时间超过 15 至 30 分钟,则需要再次混合/摇晃 ONYX,使钽粉均匀悬浮在 ONYX 材料中以获得较好的显影。

(4)堵塞和前推的技术(30 秒至 2 分钟的等待)。堵塞和前推技术的要求有足够的耐心。注射应该缓慢开始。有时在开始注射阶段你就可以获得一个好的弥散效果,同时 ONYX 很快在微导管头端形成瓶塞效果,且几乎没有返流,但这种情况很少发生。通常情况下,你会在看到良好弥散效果的同时发现返流。

(5)当你发现少量返流时,你需要立刻暂停注射(不要注射太快,否则马上会造成 4~5mm 的返流)。等待 30~45s,更换路图。十分缓慢地再次注射,如果仍有返流,则再次停顿。这个过程可以一直继续下去,保持耐心,直到 ONYX 在畸形团中弥散开来。在半个小时到一个小时的过程中,这样的操作(缓慢注射和 30~45s 的等候)循环可能需要重复 30~40 次。在这些操作过程中,务必确保缓慢注射并控制返流,耐心是关键。

(6)在这些操作(缓慢注射和 30~45s 的等候)循环之间,为防止导管堵塞,在等待过程中,其间或使用手指轻推少量 ONYX,这样会有助于 ONYX 弥散入畸形团。ONYX 在畸形团内一开始弥散,就中和肝素。

(7)注射过程中,建议反复使用新"路图",以确认 ONYX 的流向。

(8)注射速度必须持续、缓慢、均匀,注射速度的变化会引起返流。

(9)当 ONYX 在畸形团内弥散很好时,若希望重新造影或做新路图以观察 ONYX 流向时,仍必须持续地缓慢注射,以确保好的弥散效果持续下去。

(10)在高流量的硬脑膜 AVM 中,可以使用 MTI 球囊来阻断血流。遇小血管时,返流控制更要小心(更缓慢地注射)。

(11)如果只存在一支引流静脉,在使用 ONYX 时应特别考虑到由于堵塞唯一的引流静脉而不治愈 AVM 则可能导致出血的情况。所以,当看到 ONYX 进入静脉,就马上停顿,然后再开始缓慢注射 ONYX 以期望其改变流向。但是,若要彻底治愈小型 AVM,则需要闭塞静脉的同时彻底栓塞整个畸形团。

(12)当弥散开始,也许会发现一些畸形团内的动脉瘤被栓塞,这些是在诊断和超选造影时没有被发现的。经常可以看到畸形团内的血管连接另一部分畸形团。

一定要分清什么是畸形团之间的连通血管、什么是静脉。

(13)在手术开始前记住引流静脉的主要流出口是很有帮助的,常见现象是,在AVM畸形团被有效栓塞后,你会发现引流静脉的数量往往多于首次诊断和超选造影时可见的数量。你也会看到一些病例中,AVM的供血动脉被ONYX在畸形团中的逆向流动而栓塞。这是这项技术的卓越特性,允许我们单次注射ONYX就可以100%治愈小型AVM,对于大型AVM(3～5级)通常分阶段治疗是最佳的。

4.返流控制　尽可能控制返流,如果远端血管不是非常迂曲,则允许返流超过1～1.5cm。微导管选择一点(拐弯或打折处)作为返流参考点及返流控制点。选择可清晰辨认返流的最佳工作角度,确定可接受的返流长度。返流可能是贴壁的而不是团状的。仔细观察不同之处。ONYX是不粘性的,因此即使有返流发生,也不会粘管。通常,运用这种能产生良好弥散效果的技术时需要制造一定的返流。

5.撤管时机　Rebar、Ultraflow和Marathon是专门为注射ONYX而设计,因此与其他微导管相比,在撤管过程中相对结实。掌握两种撤管技巧(甩腕式和缓慢牵拉式)。使用Marathon导管时,采用缓慢牵拉式撤管技术为最佳。切记ONYX的撤管技术和NBCA胶是不同的,Marathon和Ultraflow上的Hydax涂层和亲水涂层有助于撤管,少数情况下血管迂曲过大,注胶时间过长,弥散过理想时导致拔管困难,当留管于患者体内时,如果ONYX栓塞是外科手术前的栓塞,则微导管可以通过外科手术切除。否则,一段时间后微导管也会内皮化。如果留管于患者体内,同时术后该大型AVM内仍有较高的血流量,则不需要采取任何措施。但是如果AVM被治愈(没有血流进入AVM),同时CT检查显没有出血,则患者需要服用1个月的阿司匹林300mg/d。临床上没有报道过有关留管于人体内会产生并发症的情况。

6.ONYX栓塞后的注意事项　当你治愈或是大面积栓塞AVM后,患者需要24小时处于睡眠状态,以维持患者的低血压,然后让病人缓慢苏醒。这样做有助大脑逐渐调节血流。

术后常规要做CT扫描,在大多数病例中,你可以看到在AVM周围有少量无症状出血(在使用NBCA胶栓塞时也有同样的出血情况)。

7.ONYX代谢　ONYX胶的溶剂DMSO进入血流,被组织吸收。80%的代谢物一周内通过肾脏排尿排出,同时也通过皮肤或是肺部排出,这样可能导致呼吸有大蒜的味道。这种气味可能导致患者有恶心和呕吐症状。DMSO完全排出人体则需要 13~18 天的时间,肝病患者和体重少于 5kg 的儿童禁止使用 DMSO,注射 ONYX 时要考虑患者的体重和 DMSO 承受能力。

8.ONYX 的禁忌

(1)高流量动静脉瘘,大血管直接与静脉相连。

(2)在下列情况下,ONYX 不是最佳选择:当畸形团近端血管有分支或有穿支血管,微导管头端位置"绝对不允许返流"时;导管头端无法到达远端,使导管头端不能嵌入畸形团或动静脉瘘周缘血管内获得一个稳定的头端位置。不要在自由流量的情况下注射 ONYX。

(3)医生未培训。

(4)设备陈旧(可视性差)。

9.术后用药

(1)ONYX 注射过程中,使有 16mg 的地塞米松为首批剂量,然后每天分 4 次服用,每次 4mg,为期 1 周,随后逐渐减少。

(2)术后或术后 24 小时内患者苏醒前,静脉注射胃复安防止病人由于 DMSO 的大蒜气味引起恶心或是呕吐。

(3)如果病人在服用抗癫痫药物,在 ONYX 注射过程中,给患者再追加 300mg 苯妥因钠,然后每天分 3 次、每次 100mg、持续服用苯妥因钠一周。如果病人已经服用苯妥因钠或其他类似药物,那么在术后只需要按常规剂量保持。如果病人没有服用过任何癫痫药,在术中当 ONYX 在畸形团内开始弥散后,则请给病人使用首剂量为 500mg 的苯妥因钠,然后每天分 3 次,每次 100mg,直到下一个疗程(以上剂量仅适用于成年人)。

总之,先进的神经影像诊断技术、显微神经外科技术、手术器械和神经系统麻醉,使深在的丘脑基底核的血管畸形能够手术切除。由于微导管技术的进步,栓塞也越来越发挥重要作用。栓塞剂如液性的丙烯酸类药品在栓塞治疗中已占有重要地位,并且已成为外科治疗或放射治疗中好的辅助手段。目前,对于深在的血管畸形,放射外科治疗显示出了较好的治疗效果,特别是对直径小于 3cm 的病灶,尤为显著。而且,对于那些没有反复出血症状的患者或单次大量颅内、脑室内出血的患者,由于需要治疗迅速起效,所以不采用放射外科治疗。当大的动静脉畸形或畸形较为分散时,可选用多层的放射外科治疗。如果动静脑畸形位于语言区或直径大于 3cm,应考虑上述方法的综合治疗。

第九节 脊柱脊髓血管畸形

一、概述

脊柱脊髓血管畸形是一组发生于脊髓、椎管内、脊柱和椎旁的血管性病变。发病率约占脊柱疾病的 $2\%\sim4\%$，患者发病后常产生严重的临床症状，致残率高。如患者在发病早期即得到正确的诊断和治疗，往往可以减轻临床症状，缓解患者的痛苦，甚至使患者得以痊愈。近年来，随着选择性脊髓血管造影技术、多排 CTA 和MRA 的飞速发展与应用，椎体及脊髓血管畸形的研究越来越受到重视。对这类较少见的疾病，在超选择性血管造影和血管内治疗的有力保证下，脊柱脊髓血管畸形的早期、正确诊断和治疗提供了可能性。

二、临床分类

（一）根据血管造影和血流动力学分为两类

1.慢循环型血管畸形 慢循环型血管畸形包括毛细血管扩张症、静脉性血管畸形和海绵状血管瘤。

2.快循环型血管畸形 快循环型血管畸形包括动静脉瘘（AVF）和动静脉畸形（AVM）。AVF 的特点是动静脉之间存在一个瘘口，而 AVM 则是在动静脉之间含有多个粗细不一的动静脉短路或迂曲扩张的畸形血管团。

（二）根据病变的部位和形态分三类

分成椎管内、椎体和椎体旁血管畸形。

1.椎管内血管畸形 椎管内血管畸形又分为髓内 AVM、髓周 AVM 和 AVF、硬脊膜 AVF 向脊髓表面静脉引流。

2.椎体血管畸形 椎体血管畸形是椎体骨内的血管瘤，可以向椎管内或椎管外生长，两者的临床症状及影像学表现均不相同。

3.椎体旁血管畸形 椎旁 AVM 常很大，累及脊柱和脊髓。最常见的是：①Rendu-Osler 病，即先天性出血性毛细血管扩张症；②Cobb's 综合征，即节段性血管瘤病。

（三）临床综合分类（表 3-2）

表 3-2　脊柱脊髓血管畸形分类

单纯性血管畸形

　　1.椎管内血管畸形

　　　（1）髓内血管性病变

　　　　1）髓内动静脉畸形

　　　　2）海绵状血管瘤

　　　　3）毛细血管扩张症

　　　　4）静脉畸形

　　　（2）髓外血管性病变

　　　　1）髓周动静脉瘘

　　　　2）硬脊膜动静脉瘘

　　2.椎体血管瘤

　　3.椎旁血管性病变

复合型血管畸形

　　1.Cohb's 综合征

　　2.Osler-Weber Rendu 综合征

（四）凌锋和张鸿祺教授新型分类（表 3-3）

表 3-3　脊柱脊髓血管畸形的新型分类

一、硬膜内病变

　　1.脊髓海绵状血管瘤

　　2.脊髓动静脉畸形（SCAVM）　①髓内型；②髓内-髓周型；③髓周型

　　3.髓周动静脉瘘（SMAVF）　Ⅰ型、Ⅱ型、Ⅲ型

　　4.脊髓动脉瘤

二、硬脊膜动静脉瘘（SDAVF）

三、椎管内硬脊膜外病变

　　1.椎管内硬膜外海绵状血管瘤

　　2.椎管内硬膜外动静脉畸形

四、椎管外病变(包括向髓周静脉、硬膜外静脉和椎旁静脉引流的几个亚型)

　　1.椎旁动静脉畸形(PVAVM)

　　2.椎旁动静脉瘘(PVAVF)

五、椎体血管瘤

六、体节性脊柱脊髓血管畸形(Cobb's综合征)

七、伴有脊髓血管畸形的综合征

　　1.Klipple-Trenaunay-Weber(KTW)综合征

　　2.Rendo-Osler-Weber(ROW)综合征

　　3.Robertson's巨肢综合征

三、脊柱脊髓 AVM 的病理生理

脊髓内血液偷流、脊髓缺血是公认的病变机制。其他可能发生的病理改变为:

(1)髓内出血或血肿以及椎管内蛛网膜下腔出血。

(2)大的血管畸形或动脉瘤压迫脊髓。

(3)椎管内静脉高压:如前所述脊髓静脉回流的特点看,有两条向外的输出通路:①注入硬膜外静脉丛,当其先天缺如或后天闭塞时,静脉回流受阻,即可引起明显的脊髓静脉压力增高;②向下经终丝静脉入骶静脉丛,向上与后颅凹静脉组成颈延汇合。同样颅内血管畸形的引流静脉也可沿后颅凹静脉逆行向脊髓返流,另外,由于脊髓静脉中几乎不存在静脉瓣,在腔静脉异常(如髂静脉、奇静脉、左肾静脉狭窄)血液分流时,部分血液可以不受阻碍地通过侧支涌入椎管内外静脉系统。特别是当左肾静脉吻合支狭窄时,每分钟约有 600ml 血液通过肾-椎静脉吻合支注入硬膜外静脉丛,导致静脉回流受阻进而引起脊髓静脉高压。

四、脊柱脊髓 AVM 的临床表现

脊髓血管畸形血管破裂出血造成脊髓损伤;畸形血管"盗血"(偷流)导致脊髓缺血;畸形血管团或动静脉瘤以及椎管内增粗的静脉压迫脊髓。因此,脊髓血管畸形的临床表现是由上述病理改变引起的。它的主要临床特点是:

(1)平均年龄为 20 岁左右,50%以上发生在 16 岁以前,极少数病人不发病,可推迟至 70 岁。

(2)最常见症状为椎管内蛛网膜下腔出血和脊髓出血。一旦发生出血,在第 1

个月内再出血率约为 10%，一年内再出血率约为 40%。出血致死率为 17.6%，致残率极高。

(3)感觉运动障碍占 33%，根性痛占 15%～20%，常伴括约肌功能障碍。

其发病过程可归纳为：①急骤起病：突发性颈、胸、腰背剧痛，双上肢/下肢肢体运动、感觉障碍，大小便功能障碍。②慢性起病急性发作：发病时呈不同程度的肢体感觉障碍，肌力减退，并突发性症状加重。③渐进性反复发作：渐进性但有反复发作的肢体不同程度感觉、运动减退，这类症状往往由血管畸形的盗血、扩张血管的压迫所引起。

五、脊柱脊髓 AVM 的影像学诊断

(一)X 光平片

椎体血管瘤可见椎体有栅状疏松；髓内 AVM 可见椎管及椎弓根间距增宽，类似髓内肿瘤。Cobb's 综合征可见椎体及椎弓根破坏。

(二)CT 扫描或 CTA

平扫可检出髓内血肿和钙化，鞘内注射造影剂可见蛛网膜、硬膜下腔有异常的充盈缺损，造影增强后，可显示髓内、外异常迂曲扩张的血管团。320 排 CTA 可以锁定 AVM 的部位，也可以缩小 DAVF 瘘口的范围或直接显示瘘口，为脊髓血管造影指明方向。

(三)MRI

可以从矢状、冠状、横断三维断层图像全面认识髓内 AVM 的部位，血管团的大小、有无静脉血栓形成，可为手术后或造影后的随访用，但如手术后体内留有银夹则应禁忌做 MRI。MRI 对髓内动静脉畸形更为敏感，其信号强度取决于病灶内血流流速、出血、钙化以及继发性脊髓改变。一般来说，T_1 加权像呈低信号，T_2 加权像呈高信号，可为不均质。各种类型的动静脉瘘，以及增粗的供血动脉、引流静脉，在 MRI 像上呈典型的流空信号。MRI 成像的优点是能全面、完整评价脊髓血管畸形的范围，包括椎旁、椎骨、椎管内和脊髓侵犯以及节段侵犯。然而，脊髓血管畸形的详细评价，包括供血动脉来源、畸形血管结构、引流静脉类型、方向等，还得依赖脊髓血管造影血流动态摄片来进一步分析。

(四)脊髓造影

脊髓造影是判断脊髓病变最重要的第一个检查步骤，不仅能提供脊髓本身的非直接影像，而且还能显示髓周血管的直接影像。造影时应使用非离子性水溶性

造影剂,其副作用少,可以较好地在蛛网膜下腔弥散,充分显示病变。同时吸收较慢,不影响再次行血管造影。

正常脊髓造影上常可见到髓周和髓后的血管影,直线为脊髓前静脉,弯曲的为脊髓后静脉,多位于 $T_4 \sim T_8$ 节段。正位断层可在胸腰段见到发针样根髓引流静脉。

病变的脊髓造影显示脊髓增粗,提示髓内 AVM,脊髓表面的静脉团可致梗阻。椎体血管瘤可造成硬膜外压迫。另外,在脊髓周围或椎管圆锥部可见扩张或迂曲的血管影。

(五)脊髓血管造影

虽然 CTA 和 MRA 能提供脊髓 AVM 的重要信息,脊髓血管造影仍是目前确诊脊髓 AVM 的唯一方法,同时亦可为栓塞治疗和显微手术切除提供有价值的解剖路径。

1.脊髓动脉造影技术　除儿童用全麻外,成人均在神经安定镇痛麻醉下进行。造影前在病人前胸壁中线位置贴上相应椎体的铅号码,以便在透视下辨认椎体和肋间动脉。脊髓血管造影应包括所有供应脊髓的根动脉,双侧椎动脉、甲状颈干、肋颈干、各肋间动脉、腰动脉、髂内动脉。在有数字减影装置的情况下,可以猪尾巴管先做主流造影,显示胸腰段血管,双侧股动脉同时注射显示腰骶段血管,然后再有目的地选择性插管。

常用 4~5F Cobra 造影管,椎动脉、甲状颈干可用 5F 单弯造影导管,造影时术者一定要体会到导管尖端进入肋间动脉开口的感觉,此时在电视下可见稍稍插入导管,导管尖端的弯度则加大。然后少量注射造影剂,以确定位置。每个病人自体肋间动脉的开口与椎体的关系都是恒定的。确定第一支肋间动脉的插管十分重要。习惯上从胸 12 肋间动脉左侧或右侧开始,一旦进入肋间动脉开口后,则保持这个方向,移动导管头找到上一支肋间动脉,直至最后一支。然后换另一侧,如法仿效。胸 6 以上的肋间动脉开口之间的距离则较短,有的甚至只有几毫米。有时可以经一支肋间动脉的开口同时显影 2~3 个节段的肋间动脉,即所谓一分叉或三分叉肋间动脉。在腰段,腰动脉开口往往在腹主动脉的中间,且左右开口距离很近,有时一次注射双侧显影。腰 1 水平因有腹腔动脉和双侧肾动脉的开口,第一腰动脉有时较难插管。最后则分别将导管放入双侧髂内动脉造影。

根动脉的选择性造影常规注射量是 1ml/s,共 2~5ml,数字减影摄片则为 1张/s,共 8s。当显示出 Adamkiewicz 动脉时,摄片时间应 1 张(帧)/2~3s,延长 10s 至 20s,以研究回流静脉。造影摄片时嘱病人深吸气后憋住 20 秒待曝光结束以获清晰图片。

2.正常脊髓前动脉造影

(1)颈段:脊髓前动脉(ASA)起自双侧椎动脉近汇合处,首先斜向内侧,在颈髓2～3水平双侧汇合沿中线向下,形成一向上和向下的分支,形状如发夹,下降支比较粗大,与颈深动脉发出的颈膨大动脉相接,成为一脊髓前动脉轴。还有1～2支起自椎动脉的根动脉参与该轴。侧位片上,ASA紧贴椎体后缘,卧位时,可见一狭窄间隙。脊髓后动脉(PSA)在正位片上位于中线旁,起始于椎动脉和颈深动脉,常很细,有时很难看到(图 3-53,图 3-54)。

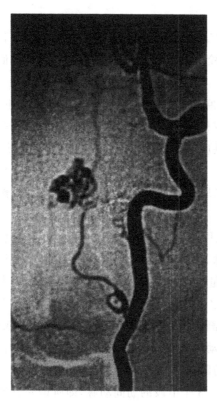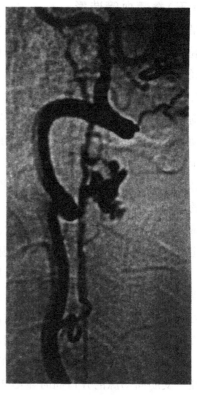

图 3-53　DSA 正位示颈髓内 AVM
有脊髓前动脉影 　　　　　图 3-54　DSA 正位示颈髓内 AVM
有脊髓后动脉影

(2)上胸段:在胸 3、4、5 水平左或右可发出根髓动脉加入脊髓动脉前轴。上升支极细,下降支稍粗,因此段动脉很细,有时很难在造影片上辨认,甚至缺如而由起点较高的 Ad-amkiewicz 动脉替代。

(3)胸腰段:脊髓动脉前轴由 Adamkiewicz 动脉发出。其影像特征是在正位,向上内方行走直至中线,呈发夹样转向下,下降支开始段粗大笔直,近末端处略有弯曲;上升支则细得多。在胸6~9处发出的 Adamkiewicz 动脉其根髓段较短,腰1~4处发出的根髓段则较长。圆锥的吻合襻和腰骶根动脉在常规血管造影中不能看到。脊髓后动脉也呈发夹样改变,但其角度更小,管径比脊髓前动脉细得多,正位像上位于中线旁,侧位像远离椎体,在脊髓的后方。

六、各种类型脊柱脊髓 AVM

(一)髓内 AVM

1.定义　髓内 AVM 是脊髓内动脉和静脉间的直接交通,是脊柱脊髓 AVM 中最常见的一种。特点是有多个供血动脉和引流静脉,ASA 为常见主要的供血动脉之一,在脊髓深部有1个或2个独立的畸形血管团,可位于颈、上胸或胸腰段。

2.临床症状　发病年龄1~40岁,平均20岁,男性多见。症状有二大特点:①脊髓蛛网膜下腔出血,同时伴有瘫痪或其他脊髓症状;②进行性运动感觉障碍。高胸段或颈段病变常常突然发病,表现为一侧肢体无力、麻木或双下肢瘫,有时大小便障碍。

3.治疗　脊髓血管造影是必不可少的检查,对治疗的指导意义甚大,造影时应摄正、侧位,必要时放大摄影。导管必须进入所有的供血动脉,以及畸形上、下的根髓动脉,以确切地了解 AVM 的体积、流速、形态、纵向或横向的伸延,供血动脉来源、引流静脉的方向和有无静脉瘤样扩张。所有这些发现都应与脊髓造影中的所见相符,这样才能对治疗措施的选择有重要的指导作用(图 3-55,图 3-56)。

目前有二种治疗:手术和介入栓塞治疗。

(1)手术切除与适应证:是通过后方入路暴露脊髓,切开后联合,仔细分离切除AVM。术前脊髓血管造影应考虑以下问题:①ASA 与畸形血管团之间的距离,也就是沟联合动脉的长度。距离长者,术中不易损伤 ASA。②髓内的畸形是团块状还是弥散状,只有团块状时可能手术切除。③AVM 位于脊髓中央还是侧方,越靠近中线,通过后联合切开越容易接近。越靠近侧方对脊髓的损伤越大。④有无血管瘤样扩张,可能压迫脊髓并极易破裂出血,单将其切除就可改善临床症状。⑤引流静脉的位置,如果在后方,手术时可能首先遇到,给操作带来障碍。AVM 的外科手术的主要适应证是:沟联合动脉长,引流静脉前或侧方,畸形团位于中线、呈团块状以及长度不超过两个椎体范围。

(2)栓塞治疗的原则和方法:栓塞的原则是经过较安全的途径,循序渐进地减慢脊髓动脉间的异常血流,改善脊髓功能,减少出血机会,逐渐形成血栓,最终使

AVM 完全栓塞。应用 Magic、Marathon 或 prowler-10 导管,可能将导管一直送到畸形的边缘,避开主要功能动脉,注入 NBCA 或 ONYX,有时可用弹簧圈,可使部分或全部畸形血管团消失。一般的导管技术很难将导管送到每支纤细而又迂曲的供血动脉内直至畸形团的边缘,大部分栓塞仍是通过主血流趋向性,将栓塞材料送到畸形血管团。注入过多的栓塞材料,可能造成脊髓动脉主干的闭塞,引起脊髓缺血。所以,当大部分畸形血管影消失,即应适可而止。不应一味追求畸形血管团完全消失。一般来说,经脊髓后动脉栓塞是较安全的途径。但当畸形血管团主要供血来自 ASA 而必须经其栓塞时,应选择下述情况:

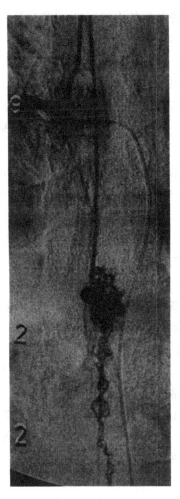
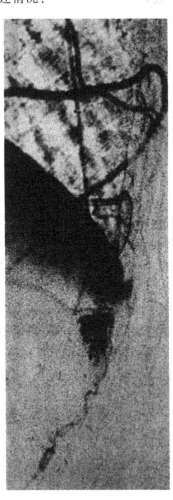

图 3-55 DSA 正位示髓内 AVM   图 3-56 DSA 侧位示髓内 AVM

1)供血动脉扩张、弯曲度小、沟联合动脉短并与畸形血管团直接交通者。

2)血流速度快,直接进入畸形血管团者。

3)畸形血管团上下有正常的 ASA 或侧支循环,根髓动脉栓塞后不影响脊髓功能。

4)导管头端应尽可能靠近畸形团。

有时导管栓塞可以作为术前的一个步骤,使引流静脉张力低,畸形团缩小,更利于手术。

栓塞材料以固体栓子(干燥硬膜、Ivalon、明胶海绵)为宜,微粒不应小于 $100\mu m$。固体栓子的缺点是易松动,造成畸形血管团再循环。为此,在栓塞前我们有时用无水乙醇浸泡栓子,可促使畸形血管团内形成无菌性炎症和粘连,巩固栓塞效果。用 NBCA 栓塞时应极慎重,导管必须接近畸形血管,确认在导管前方无脊髓动脉,并根据血流速度调制好浓度再操作,防止 NBCA 流到引流静脉内。ONYX 近年来亦有较多报道、栓塞效果较理想。

目前栓塞治疗已成为治疗 AVM 的首选方法。栓塞后应隔 3 个月、6 个月、1年、2年、5年分别造影复查,发现畸形再通可立即再次栓塞,直至治愈。

(二)髓周 AVF

1.定义　脊髓前、后动脉与静脉之间的直接沟通,位于从颈髓到马尾的任何节段,以圆锥和马尾居多。血流速度因瘘口大小而异。

2.临床表现　髓周 AVF 常见于 15～40 岁,性别无差异。病程呈进行性加重,主要症状为不对称性根,脊髓综合征。可无明显蛛网膜下腔出血史。病程进展 10年左右可能发生截瘫。

3.辅助检查

(1)腰椎穿刺:脑脊液基本正常。

(2)X 线平片:有时可见椎管扩大。

(3)脊髓造影:脊髓造影可显示异常血管影,但脊髓的直径正常。

(4)脊髓血管造影:可清楚地显示 AVF 瘘口的部位、大小、供血动脉、引流静脉、循环速度等。为更好地选择治疗方法,根据造影分为三型:①Ⅰ型(小瘘口):纤细的供血动脉和引流静脉之间仅有一小瘘口,血流速度缓慢,常见在马尾部,脊髓造影时往往被忽略。②Ⅱ型(多瘘口):有多根供血动脉,ASA 可扩张迂曲,瘘口处血流速度较快,静脉端可有静脉球样扩张,引流静脉也有迂曲扩张。③Ⅲ型(大瘘口):瘘口往往很大,流速极快,有多支供血动脉,引流静脉呈瘤样扩张。本病的主要病理生理是血液偷流,临床观察发现,节段往往与脊髓病变的平面不相符,Ⅲ型的病人不一定比Ⅰ型的更重。由于短路,远隔的脊髓节段内血液向压力低的瘘口处流动,造成该部位脊髓缺血,髓内循环缓慢以及静脉淤滞所致。Ⅲ型中的引流静脉扩张可能造成对脊髓的压迫,但在脊髓造影中往往看不到梗阻现象,髓内出血现象很少出现。

4.治疗 治疗的目的是闭塞瘘口,动静脉都应保留,否则会加重髓内循环缓慢的现象。

(1)手术治疗:仅适合于可能辨认清楚而又能达到的Ⅰ型及部分Ⅱ型病变。脊髓前动脉 AVF 则难以手术,即便病变位于脊髓后方,因为血管多而复杂,手术亦非易事,需要在血管造影的指导下予以辨认。

(2)栓塞治疗:无法手术切除,而瘘口很小的病例(如Ⅰ型)可用固体栓子(lvalon、干燥硬膜、微球、明胶海绵或弹簧圈)栓塞。由于血流动力学的改变而致进行性神经功能障碍的病人,症状可能因此得到改善。供血动脉和瘘口均粗大的病例,如Ⅲ型或部分Ⅱ型,用可脱性球囊栓塞、弹簧圈栓塞、弹簧圈加 ONYX 胶栓塞。

(三)硬脊膜动静脉瘘(SDAVF)

1.定义 在椎管内硬脊膜动静脉之间存在微小的异常瘘口,供血动脉一至数根,静脉反向引流至脊髓。病变位于髓外增厚的硬膜内,血流速度缓慢。常伴有硬膜外正常的引流静脉消失及脊髓引流静脉的紊乱。

2.病因 病因不明,是否为先天性疾病尚待研究,是否与外伤或感染等因素有关亦不明确。

3.病理生理 本病的进行性脊髓损害与脊髓静脉高压、慢性脊髓缺血有关。静脉高压使髓内正常动静脉压力梯度紊乱,导致脊髓间质水肿、髓内静扩张,脊髓内静脉回流严重受阻最终引起缺血坏死。但静脉高压的机制并不能解释所有的问题。

4.临床表现 男性多发,男:女=5:1,50 岁以上多见,平均 55 岁。主要临床表现特点为:起病缓慢;进行性加重;易发生截瘫。开始常表现为单一的感觉、运动或括约肌功能障碍,如双下肢不对称性烧灼感或蚁走感,间歇性跛行等。亦有以大小便及性功能障碍为首发症状,逐渐发展而伴有其他症状者。偶有突然起病,比如踩刹车时突然感觉到右下肢无力。病程为进行性加重,某些病例的症状可以因自发或诱发(突然改变体位、久坐、腰椎穿刺等)而突然加重。病人就诊时的主诉症状最多见为圆锥综合征,其次为马尾症状,第三为痉挛性截瘫,由于脊髓损伤和 AVF 的水平主要在胸腰段,感觉受累平面一般在胸 10 以下。

5.辅助检查

（1）腰椎穿刺：脑脊液蛋白增高，细胞数正常。

（2）X线平片：没有特殊异常。

（3）320排CTA：320排CTA可以锁定SDAVF的静脉回流的范围和部位，也可以缩小SDAVF瘘口的肋间血管或直接显示瘘口，为脊髓血管造影指明方向。

（4）MRI检查：胸腰段脊髓背侧或腹侧表面蚯蚓状或串珠样管状流空信号，而脊髓增粗、水肿、髓内条索状长 T_1/等 T_1、长 T_2 信号，病变范围广，迂曲扩张的引流静脉跨越多个节段。

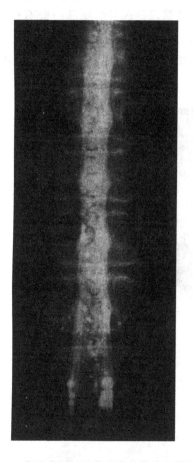 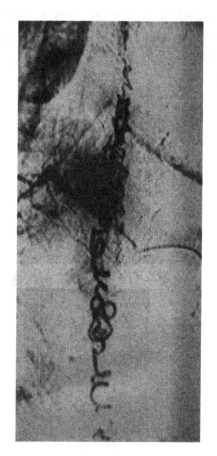

图 3-57　脊髓造影示扩张迂曲的静脉血管影　　　图 3-58　DSA 示瘘口位置

（5）脊髓造影：特别是薄层正、侧位断层，能非常清楚地显现出本病的典型特征：全脊髓后方从颈至腰段均为扩张迂曲的静脉血管影（图 3-57）。不典型的表现可有:①当引流静脉位于脊髓前方时,仅在断层时可见到不同程度的扩张血管影;②病变分别位于上、中胸段或腰段时,仅在2~3个节段见到扩张的血管影,另外还可能伴随腰椎椎管狭窄,腰椎间盘脱出等。目前该检查方法逐渐少用。

(6)脊髓血管造影:SDAVF瘘口常见一个(图3-58和图3-59),有时为多个,町位于胸腰骶段的任何水平,瘘口位于颈段者尚未见报告。供血动脉可来自肋间动脉、腰动脉或骶动脉。造影时可见血流缓慢地从一至数根纤细的硬膜动脉通过硬膜内微小的瘘口,引流到一根迂曲而扩张的静脉内(图3-60~图3-62)。静脉向上进入椎管硬膜下参与前或后髓周静脉系统,并使之明显扩张。静脉系统往往先向下到达圆锥水平,从此处向外引流。正常的胸腰骶段硬膜外静脉丛一般不充盈(除非特殊向上引流的病例)。其循环时间相当慢,脊髓静脉全充盈需40~60s。正常ASA到静脉显影则只需15~20s。因此在行SDAVF的脊髓血管造影时必须嘱病人吸气后憋住约40秒待曝光摄片结束,有助于了解SDAVF全貌。

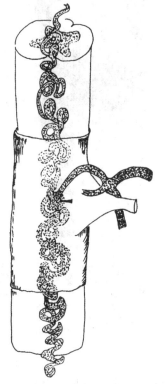

图 3-59　瘘口示意图

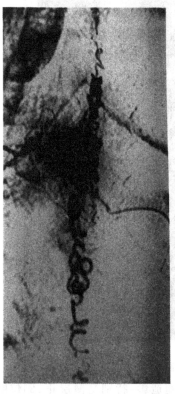

图 3-60　DSA 示扩张迂曲的血管

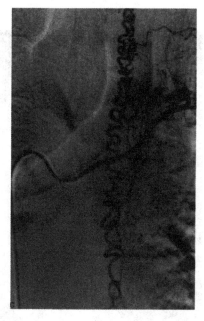 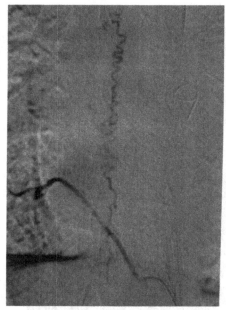

图 3-61　DSA 示瘘口及回流静脉　　　　图 3-62　DSA 示瘘口及回流静脉范围

6.治疗

(1)介入栓塞:本病治疗效果满意,应持积极态度,否则任其自然发展注定要导致完全瘫痪。由于栓塞简单易行,且可在造影诊断的同时进行,应作为首选方法。介入栓塞必须做选择性插管,在肋间或腰动脉造影时,应避开或确认没有与脊髓前动脉硬化干发出时方能注射 NBCA 或 ONYX,根据循环时间调制浓度。栓塞要求恰好闭塞在瘘口处和静脉起始端,否则附近其他动脉会很快与瘘口吻合导致复发。数日后应再做造影复查以确认有无再通。如果栓塞不确实,应立即手术夹闭。一旦瘘口消失,恢复之快往往是出乎意外的,一般在治疗后第一天或几周内即有明显好转,首先运动障碍恢复,然后是感觉异常好转,括约肌的恢复则需一段时间。如果 3 个月后仍无改善,则须做造影复查,以寻找新的瘘口(图 3-63~图 3-72)。

(2)手术治疗:当 ASA 与 SDAVF 供血动脉在同一水平时或栓塞失败后,才行手术夹闭。手术方法十分简单,夹闭瘘口的起始端或再将含在瘘口的小块硬膜切除即可,保留尚有正常功能的扩张静脉。

(四)椎体血管瘤

1.分类　根据有无临床症状,将其分为两组:①活动性椎体血管瘤该类主要伴有脊髓压迫症状;②静止性椎体血管瘤:大多数血管瘤属静止性血管瘤,压迫脊髓者甚少。

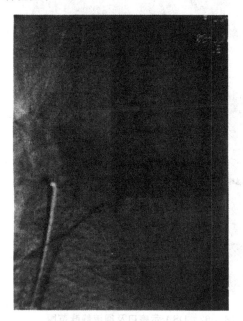
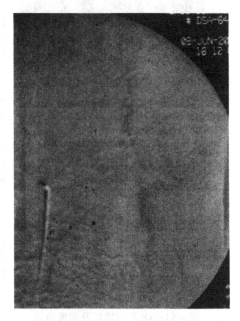

图 3-63　DSA 示瘘口及回流静脉　　　　图 3-64　DSA 示瘘口及晚期回流静脉范围

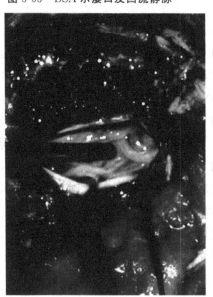
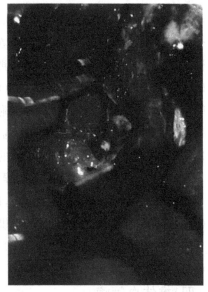

图 3-65　术中见扩张的回流静脉　　　　图 3-66　术中见瘘口电烧后切断

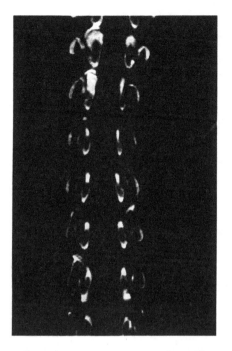

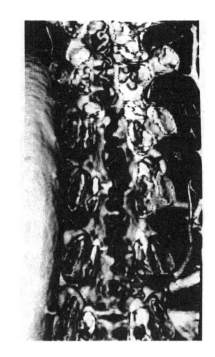

图 3-67 术前 CTA 见扩张的回流静脉   图 3-68 术前 CTA 突出扩张的回流静脉

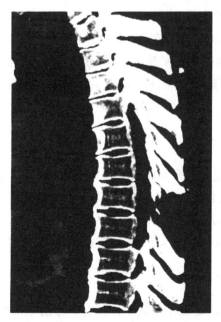

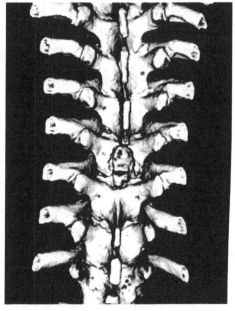

图 3-69 术后 CTA 见棘突切除   图 3-70 术前 CTA 三维棘突和椎板切除

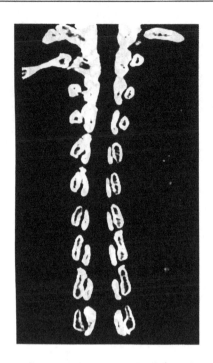 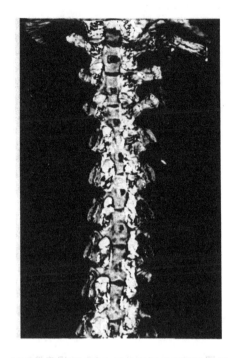

图 3-71　术后 CTA 见回流静脉不明显　　图 3-72　术后 CTA 三维不见扩张回流静脉

2.临床特点　活动性椎体血管瘤的临床特点：该病可发生于任何年龄，但多为年轻人，儿童极少见；男女发病无明显差别，受损部位多在胸段，颈段少见。临床症状为进行性脊髓功能障碍，常因感觉或运动障碍前来就诊。在此之前可以有几个月或几年的局部疼痛或束带样神经根痛。静止性椎体血管瘤一般无明显的临床症状。

3.辅助检查

(1)CT：最佳的检查手段是 CT。

(2)X 线片：X 线影像学典型征象为多囊性或蜂窝状改变。分三个方面：

1)多囊性蜂窝状结构，表示病变有活动性。

2)整个椎体及后弓受累，提示病变已累及椎管内。

3)病变向外扩展侵及肋骨、硬膜外以及部分椎旁结构。增强后的 CT 扫描可清楚显示病变延伸范围。

(3)脊髓造影：可显示硬膜外占位征象。

(4)脊髓血管造影：脊髓血管造影的特征是椎体血运丰富伴有扩张的小动脉，血流速度快，密度增高，椎体内有多个血窦样结构，没有早期静脉引流，应注意辨认在病变水平有无 ASA。

4.治疗 手术切除是唯一最有效的手段,术前经肋间动脉行固体栓子或液态胶栓塞可明显减少术中出血,单纯栓塞症状可获改善,然后辅以放射治疗。无症状病例可行随访观察,不一定要处理。

(五)椎旁动静脉畸形

1.概述 椎旁动静脉畸形是位于脊柱软组织内的动静脉畸形,较少见,可独立存在或伴有脊髓 AVM。其范围常很大,且血流速度快,给治疗带一定的困难。

2.临床表现 年轻女性多见,病变常位于胸椎或胸腰椎。临床症状多种多样,有的主要以进行性脊髓功能障碍症状为主,有的以心功能不全或椎旁皮下肿块表现为主。脊髓功能障碍的原因可能是:①伴有脊髓 AVM;②通过扩张的硬膜外静脉从直接压迫神经结构;③继发性脊髓静脉高压;④血流动力学因素,肋间或腰动脉大量血运供应 AVM,致根髓动脉血液"偷流",脊髓供血不足。

3.辅助检查 本病应从以下几个方面进行检查。

(1)X 线片:可见多个节段椎体、椎弓及其附件的骨溶解或破坏。

(2)CT:在横断面上的 CT 可见其延伸的范围,在胸部,可累及胸壁外棘突旁、肋间隙,椎间孔、甚至可延伸到胸膛内。在腰段,主要向腹膜后延伸。因腰段仍有马尾神经,故一般 CT 很难检出该段椎管内的延伸。

(3)MRI:可见椎旁有不规则形状的血管流空信号。

(4)脊髓造影:当病变侵犯到椎管内时,脊髓造影可表现为梗阻征象或异常的血管团块占位征象。

(5)脊髓血管造影:开始可先行主动脉造影,然后再行选择性动脉造影。应确认各支供血动脉,并认真研究其血管结构学,特别注意有无直接的 AVF,静脉引流的形式是否有脊髓 AVM。

(6)其他:由于 AVM 得血流速度快,流量大,常加重心脏负担,因此要测定心功能及心输出量。

4.临床分型 根据临床和辅助检查,将本病分为两型:

(1)无神经或心功能障碍型椎旁 AVM。

(2)有神经或心功能障碍型椎旁 AVM。

5.治疗

(1)无神经或心功能障碍型椎旁 AVM,如果仅有局部体征的病例,肿块局限,可在栓塞后手术切除。病变广泛者,亦可暂时不处理,定期追访。

(2)有神经或心功能障碍型椎旁 AVM,则必须治疗。由于病情的复杂性,常应由外科和放射科医生合作治疗。首先用不可吸收性物质进行栓塞,如可脱性球囊、NBCA、ONYX 或弹簧圈。在栓塞中一定要将 AVM 血管巢完全弥散铸型,控制好栓塞剂的浓度和注射速度,不仅要注意同侧供血动脉,还应注意对侧可能存在的侧支吻合,一旦发现应一并栓塞。栓塞往往需进行多次,心输出量和血管造影所见均显示好转,条件允许时可手术切除。术后应再次行 CT 和血管造影复查。

(六)Cobb 综合征(椎管节段性血管瘤病)

1.概述　脊柱某些节段性多组织受累的 AVM,首先由 Cobb 描述,因而命名为 Cobb 综合征。这是一种先天性疾病。从胚胎学的观点看,脊柱、脊髓的血液供应起源于节段性后外侧动脉,当此部位发育不良时,相应节段皮肤、椎体、脊髓甚至肌肉、内脏同时受累,均发生动静脉短路,这种病变可发生在某一个节段,亦可以发生在多节段。

2.临床表现　临床表现主要包括以下三方面:

(1)脊髓症状:主要为蛛网膜下腔出血或脊髓内出血所致的神经根刺激症状,其次是椎体、脊髓 AVM 及扩张的硬膜外静脉丛压迫导致的脊髓受压症状。

(2)表皮症状:主要为皮肤的血管瘤,即所谓"假平面血管瘤"。其表面血供丰富,温度较高。表现为局部大片状红斑或紫红色斑块、边界清楚约显突起。

(3)脊柱症状:为椎管内神经根硬膜血管瘤,一个或多个椎体骨血管瘤以及椎旁血管瘤,这些血管瘤可引起不同程度的脊髓压迫症状。表现为根性疼痛或束带感。

3.影像学诊断

(1)X 线平片:Cobb 综合征 X 线平片为椎体、椎板及附件破坏,有时可见血管钙化。

(2)CT 和 MRI:有助于判断病变延伸的范围。

(3)脊髓造影:可显示脊髓膨大、髓周血管影及硬膜外占位征象。

(4)脊髓血管造影:最后确诊需依靠脊髓血管造影,选择性血管造影则可以分别显示皮肤、脊柱及脊髓的病变。诊断的成立应具备下列影像:

1)髓内 AVM:有时很小或根本无症状。

2)神经根脊膜血管瘤:相对弥散,呈高血流,可有多个动静脉瘘。

3)椎体血管瘤:多为动静脉交通型,而不同于前节所述栅状排列毛细血管。

4)肌肉内脏血管瘤:大小不定。如肺支气管、消化道或泌尿系的血管瘤。

5)皮肤血管瘤:可能出现在不同部位,大小不定,边界多数清楚。

4.治疗　栓塞治疗为首选,由于病变涉及范围广而复杂,因此治疗上则要针对引流症状的那部分病变,例如脊髓功能障碍,治疗就集中在脊髓和硬膜外的病变。对硬膜外椎体和椎旁血管瘤栓塞应用 NBCA 或 ONYX,亦可用弹簧圈栓塞,但要特别小心避开供应脊髓的动脉。无症状病例可随访观察。

（七）毛细血管扩张症

既往可有反复出血史,特别是鼻出血。可能伴有脊髓 AVM,成年后可产生神经功能障碍。另外常伴有皮肤—黏膜的血管瘤。如口唇、颧部、舌、指腹、内脏、甚至脑组织。而脊髓血管瘤则可发生在颈、胸、腰、骶的任何节段,也可累及髓外。所有病变均可用栓塞治疗。

第十节　其他血管内治疗技术

在血管介入治疗发展过程中,经皮球囊扩张技术日益成熟,再加上支架的使用,使得经皮球囊扩张术在临床上得到广泛使用。但经皮球囊扩张术和支架置入术对某些复杂的血管病变,如开口狭窄、分叉处狭窄、狭长小血管狭窄、严重钙化病变、完全闭塞性病变等的治疗有很大局限性。而且术中和术后血管夹层形成、穿孔、再狭窄等并发症发生率较高,促使研究者开发其他血管介入治疗技术以弥补经皮球囊扩张术和支架置入术在临床应用中的不足。这些技术包括血管内膜旋磨术、动脉狭窄旋切术、血栓切吸术和血管内超声消融术等。

一、旋磨术

旋磨术于 20 世纪 80 年代后期开始应用于临床。这一技术是针对球囊血管成形术难以解决的血管病变而发展起来的第二代血管介入装置。其主要装置是前端镶有微型钻石颗粒的磨头,磨头以 160000～180000r/min 高速旋转研磨动脉粥样硬化斑块时,其产生的颗粒非常微小,大多数直径小于 $5\mu m$,进入血循环可被肝、脾、肺的吞噬细胞所吞除而不会产生器官栓塞或血流动力学异常。由于切割差异性原理,它对正常有弹性的血管壁不会产生影响。国外早期主要应用于 PTCA 难以处理的血管病变,如开口处病变、分叉处病变、弥漫性小血管病变、钙化病变、纤维化病变等。目前多作为 PTCA 和支架植入术的辅助治疗。我国最早由王小舒应用旋磨术治疗锁骨下动脉狭窄,以后逐渐被大家广泛应用于冠状动脉血管成形术。

二、旋切术

旋切术目前也主要用于冠状动脉狭窄,1989 年美国 FDA 批准应用于临床,旋切装置通过旋转刀片切割斑块并把切除的斑块组织收集到顶端的锥形筒内,从而使血管再通。早期非随机对照研究认为旋切术能提高急性冠脉综合征的治疗效果,减少术后再狭窄的发生率。而随机对照研究表明第一代装置并没有显示出旋切术的优越性。经过改良的第二代装置能提高急性冠脉综合征的治疗效果,减少术后再狭窄率。国内也有关于旋切术应用于冠状动脉狭窄的报道。目前倾向于旋切术与 PTCA 及支架植入术联合应用。

三、切吸术

切吸术(TEC)于 1993 年美国 FDA 批准临床应用。切吸术通过切割和抽吸来治疗血管狭窄或闭塞。主要用于血管外科搭桥血管内的血栓吸除。国内尚未见切吸术的临床应用报道。其基本原理是通过真空负压管将切下的碎屑吸出,从而达到治疗血管狭窄的目的。

四、超声消融术

血管内超声消融术是通过低频、高功率超声的机械振动、空化作用等生物学效应裂解动脉硬化斑块和消融血栓,恢复闭塞血管的血液循环。其研究历史已经 30 余年,但真正应用于临床是在 20 世纪 80 年代后期。超声消融术的特点是具有高度生物学选择性。低频高强度超声可选择性地消融血栓和粥样硬化斑块,将高能量超声作用于组织后,组织对超声损伤的敏感性有特定的频谱,含有大量胶原和弹性基质的组织,如动脉、主动脉瓣等,可抵御超声的损伤作用,而缺乏正常胶原和弹性纤维支持的组织如粥样硬化斑块、血栓、脂肪、瓣膜上的钙化点等,则对超声的损伤作用特别敏感。其优点是对血栓消除效果好,很少引起其他血管成形术造成的并发症,如栓塞、血管夹层形成、穿孔等。缺点是对斑块消除作用有限。国内应用超声消融术的报道也比较多,多集中于治疗周围动脉和静脉狭窄性疾病。国外近年来发现超声能够增加 tPA 进入血栓,并促进血栓内纤维蛋白多聚体的裂解,有利于 tPA 和纤维蛋白结合,从而用于急性脑梗死的溶栓治疗。

五、准分子激光动脉成形术

激光于 1979 年首次应用于血管外科,但由于早期技术的落后和对激光作用于组织机制的了解不够,导致激光在血管狭窄和血栓病变中的疗效较差。后来发现准分子激光在消除斑块和血栓中有着显著的作用,因而被广泛应用于临床,近来国外陆续有准分子激光应用于脑血管病的报道。国内主要应用于冠状动脉和周围血管病变的治疗。准分子激光是一种在紫外线波长为308nm的激光,被组织吸收后能通过光的机械效应、化学效应和热效应导致斑块的汽化。从而使血管局部狭窄通畅。

第四章 神经血管介入治疗相关并发症及处理

第一节 系统性并发症

一、心动过缓和心跳骤停

SAPPHIRE 研究表明,脑血管介入治疗可以引起心脏并发症。围手术期心肌梗死的发生率为 2.6%。导管或导丝进入主动脉弓、心腔或颈动脉壶腹内均可诱发心律失常。由于在颈动脉分叉处实施球囊成形或支架置入术时对血管壁的牵拉和扩张,刺激压力感受器,导致迷走神经张力增加,可导致低血压、心动过缓,甚至心搏暂停。心律失常在治疗先天性颈动脉分叉部狭窄时更容易出现。在早期颈内动脉介入治疗时,实施介入治疗前常为患者安置临时起搏器。但这一应对措施本身也会带来并发症,有报道称起搏器导线穿通心壁后可导致死亡。因此,应随时准备好临时起搏器,不管是静脉性或外置式的,以备及时启用。内置式临时起搏器仅限于特殊病例(如有病窦综合征或心动过缓的患者)。如果心律失常能及时得到处理,很少有必要实施心肌起搏。在球囊扩张前给予 0.5mg 或 1.0mg 阿托品往往能预防或减轻心律失常的发生。一般建议使用 0.5mg 即可。阿托品应在球囊扩张前 1 分钟静脉推注。内膜剥脱术后发生颈内动脉再狭窄的患者,由于手术已切断了血管壁上部分迷走神经分支,因此这些患者在球扩时一般不会出现严重心律失常和低血压反应。因此术前可不给予阿托品,但应将阿托品抽取备用。已经安放内置式起搏器的患者,不需要降低迷走张力,因此球扩前也无需给予阿托品。但这些患者有时会出现低血压,必要时应给予适当干预。

二、围手术期低血压处理

颈内动脉介入治疗后发生的低血压大多与心动过缓有关。但在某些血管成形或支架置入病例,低血压的程度可能超出了心动过缓能达到的范围。对于这些患者,可先用阿托品治疗心动过缓。另外,可以考虑加大输液量,因为低血容量往往使血流动力学反应更显著。根据情况,操作过程中或术后短期可使用血管收缩药物。常用的缩血管药物有去甲肾上腺素和多巴胺等,应根据血压的监测情况决定药物的使用剂量和使用时间。一般情况下,应使收缩压保持在 100mmHg 以上。如患者同时有其他症状(由于脑或心肌低灌注引起),可适当调高血压。多数情况下,血管收缩药物仅需在术后数小时内使用,个别情况可能要延续到 24 小时或更长时间。部分患者需要临时终止抗高血压治疗,或出院时减低抗高血压药物的剂量。在支架置入术后约 2 周血压一般会恢复到术前水平。因此,术后 2 周内定期血压监测,适时调整降压药物是非常重要的。

三、术后高血压的处理

在内膜剥脱术中常见到剧烈而持续的血压升高,在颈动脉介入治疗中这种情况并不多见。如果出现血压急剧升高,需要积极干预。因为颈动脉介入治疗后颅内出血的发生率高于内膜剥脱术。应将收缩压控制在 150mmHg 以下。患者发生心动过缓或低血压一般多在操作过程中,术后如果血压仍高,也应积极予以控制。研究表明,术前基础血压偏高的患者围手术期并发症也较高。

四、其他系统并发症的处理

介入操作还会出现其他一些系统并发症,包括感染和肾功能损害等。如果患者有全身感染的指征,应给予相应的抗生素。如果出现肾功能损害,可给予输液等处理。

第二节　穿刺点并发症

一、穿刺点出血

穿刺点出血是经股动脉介入治疗最常见的穿刺点并发症。实施血管介入操作的患者,术后需要输血者在 1.8%～6.5%。在开展脑血管造影或介入治疗时,使用 6F 导管比使用 7F 或 8F 导管的穿刺点并发症要低。而一些研究报道,血管鞘的直径似乎与穿刺点并发症关系不大。在实施颈动脉成形或支架置入术后停止使用肝素一般对介入治疗的效果没有明显影响,但可显著降低出血的发生。因此,建议术后尽早拔除血管鞘。有些介入治疗术前或术中需要使用糖蛋白Ⅱb/Ⅲa血小板受体抑制剂(如阿昔单抗,替罗非班),这时应适量减少肝素用量(70IU/kg)。

穿刺点附近如果出现了突出性包块,提示可能发生了血肿。然而,在较肥胖的患者,血肿发生后局部可能没有明显变化。穿刺点出血的治疗应根据出血量和有无继发血流动力学改变而定。少量出血可以使用机械压迫法处理,有的需要使用反转血液低凝状态(去肝素化)。如果在使用这些方法后穿刺点出血仍没有控制。应考虑进一步地介入治疗或用外科方法止血。

二、腹膜后出血

文献报道介入操作后发生腹膜后出血的发生率在 $0.12\%\sim0.44\%$。股动脉高位穿刺(如穿刺点越过或接近腹股沟)或股动脉后壁穿通均明显增加腹膜后出血的机率。穿刺者熟悉腹股沟附近血管及其他解剖结构,对于选择合适的穿刺点并减低腹膜后出血的发生率是非常有益的。穿刺点应选择在股骨头中 1/3 对应的股动脉。

腹膜后出血的临床症状包括低血压、腹部膨隆和饱满、下腹部疼痛等。腹、盆腔 CT 扫描或 B 超探查往往能确诊腹膜后出血。如怀疑有腹膜后出血,应立即停止使用抗凝剂并使血液去肝素化。如患者有低血容量表现,应根据情况输注晶体液体、血液成分或全血。如果腹膜后出血引起明显血流动力学改变,可通过对侧股动脉行紧急血管造影以明确出血部位和程度。如造影中发现有活动性出血,可以使用球囊压迫止血,这一方法往往能使患者情况迅速稳定下来。如长时间球囊压迫仍然不能终止出血,可考虑放置带膜支架以封闭出血点。如以上方法均告失败,应及时用外科方法开放止血。

三、假性动脉瘤

如出血后血肿与管腔之间有血流交通,就形成一个假性动脉瘤。出现假性动脉瘤的患者往往在介入操作数天后有穿刺部位疼痛感。局部检查可以触摸到有波动的液性包块,听诊时可闻及收缩期血管杂音。假性动脉瘤的治疗方法要依据瘤体的大小、严重程度以及是否继续要抗凝治疗而定。对于直径小于 2cm 的假性动脉瘤,一般会自发消失,临床仅需密切观察其有无变化。较大的假性动脉瘤可采用超声定向压迫、经皮凝血酶/胶原注射、动脉瘤弹簧圈栓塞或带膜支架置入等方法治疗。这些方法无效时考虑用外科修补法治疗。

四、动静脉瘘

动静脉瘘的产生是由于穿刺针同时穿过股静脉和股动脉,当拔出血管鞘后在动脉和静脉之间形成了瘘道。文献报道血管内介入操作后动静脉瘘的发生率约为0.4％。穿刺点过高、过低或偏内侧，多次穿刺尝试以及凝血时间过长均会增加动静脉瘘的发生机率。动静脉瘘形成后可能于术后数天才出现临床症状。动静脉瘘在临床上一般表现为穿刺部位持续存在的来回性血管杂音。在有些情况下，由于静脉扩张，下肢出现水肿或压痛，个别严重情况下，会发生供血不足或盗血现象。彩色多普勒血流检查可辅助确诊动静脉瘘。大多数由穿刺引起的动静脉瘘都较轻，不会对血流动力学产生明显影响，并可自行缓解。有症状的动静脉瘘需封闭治疗，以防止血液分流加重，引起下肢水肿、疼痛和坏死等症状。用超声定向压迫法或带膜支架封闭瘘道开口均为可行的方法。在经皮介入治疗不成功的情况下，可以考虑用外科手术的方法修复动静脉瘘。

五、下肢缺血

穿刺的股动脉或其分支血管发生血栓形成的比例很低。下肢动脉血栓形成的典型临床表现为下肢缺血症状（五 P 症）：疼痛、皮肤苍白、麻木、无脉、皮温低。通过详细体检常常能发现下肢缺血，双功能多普勒往往能确诊下肢动脉血栓。如果患者在介入操作后出现下肢缺血症状，应及时行血管造影以明确下肢缺血的解剖学基础。如发现有动脉血栓形成，可以实施球囊扩张术以使血流恢复再通，在球囊扩张后可选择注射溶栓药物、置入支架或血栓旋切等方法。同样，如果这些介入方法失败，也可考虑用外科的方法切除血栓并行血管再建。

六、血管夹层形成

介入操作后发生医源性股动脉或髂动脉夹层形成的发生率在 0.01％～0.4％。穿刺部位动脉夹层形成也可诱发下肢远端缺血、假性动脉瘤和动脉血栓形成。如怀疑有动脉夹层形成，最好是行血管造影以明确夹层形成的部位和程度。动脉夹层形成的治疗方法包括球囊血管成形术和血管内支架植入术。如果较为明显，限制了局部血流通过，也可考虑用外科修复法进行治疗。

七、感染

文献报道介入操作后，穿刺点感染的发生率在 1％以下。穿刺点感染最常见的病原微生物是金黄色葡萄球菌和表皮葡萄球菌。热源效应一般在介入治疗数小时后出现，表现为发热、寒战和昏睡。有感染指征时，应根据患者情况选用合适抗生素进行治疗。必要时应行病原微生物培养和药敏试验。

第三节　介入治疗局部血管的并发症

一、颈外动脉闭塞

在接受颈动脉分叉部支架置入术的患者,由于支架跨过颈外动脉开口,因此许多患者术后会出现颈外动脉闭塞。目前还没有关于颈外动脉闭塞后有任何不良反应的报道。不过,颈外动脉闭塞后,如果将来本侧的颈内动脉需要介入治疗,导引导丝将无法再放置在颈外动脉内。由于不产生明显的不良反应,颈外动脉闭塞无需任何治疗。

二、血管痉挛

一般血管痉挛多发生于介入操作的血管或其远端分支。最常见的血管痉挛发生于颈内动脉。容易发生血管痉挛的部位包括支架释放处的远端,在一些严重情况下,这种血管痉挛会导致血流的完全阻断。另外,脑保护装置放置的部位也是血管痉挛发生的常见部位。一般放置支架处不会发生血管痉挛。如果判断支架置入处发生了血管痉挛,往往是将其他情况如血管夹层形成等误判为血管痉挛。

血管痉挛有时会引起严重的后果。因此当判断有血管痉挛发生后,必须立即进行处理。可直接经导管将硝酸甘油注射到颈动脉内(500μg 硝酸甘油溶解于10ml 生理盐水中,取 2ml 含 100μg 硝酸甘油一次注射)。每隔 5 分钟可以追加一次注射。注射前后必须对患者的血压和心率情况进行监测,以防止低血压的发生。如果痉挛的动脉血流明显减少,可考虑额外给予肝素或使用糖蛋白 II b/III a 抑制剂。如果血管痉挛发生时介入治疗已经结束,应及时退出脑保护装置。颈内动脉痉挛的鉴别诊断包括动脉夹层形成、脑保护装置内血栓形成以及支架内血栓形成。

三、动脉穿孔

在介入治疗过程中发生动脉穿孔的情况比较少见。发生动脉穿孔往往是由于对治疗血管的过度扩张。由于颈动脉分叉部位的狭窄往往都伴有明显的钙化,有大块的斑块,有的形如硬板。因此这种狭窄血管在实施较高压力的球囊扩张时,有发生破裂和穿孔的可能。因此,多数的介入医生在执行支架植入术后扩时,在允许的范围内,一般选用稍小的球囊。这种选择一方面可以减少支架处斑块的脱落,另一方面也可减低血管撕裂或穿通发生的机率。一旦发生血管破裂或穿通,最有效的方法是外科的开放修补。

四、动脉内膜夹层形成

动脉内膜夹层形成的好发部位与血管痉挛的好发部位基本相同。内膜夹层形成发生的可能原因包括对治疗血管的过度扩张,治疗部位远端未被支架覆盖的斑块受到挤压,以及由于脑保护装置释放以后移位引起的血管损伤。轻度的动脉内膜夹层如果不引起明显的管腔狭窄,在动脉内壁没有明显的造影剂滞留现象,可以不需要特殊处理。如果判断有轻度的动脉内膜夹层形成,应暂停介入治疗,数分钟后行动脉造影,以判断夹层有无变化。如果造影提示管腔内流受到影响,应考虑给于额外的抗凝治疗或Ⅱb/Ⅲa抑制剂。如在颈动脉分叉部发生了严重的动脉夹层,应考虑使用支架治疗。一般选择直径稍小,长度稍短的支架放置在夹层发生处,不采用较长的支架覆盖原先的支架。在跨过颈动脉分叉部释放支架后,由于支架贴壁性欠佳,在做评估造影时往往会看到类似于动脉夹层形成的血流现象。对于这种情况应从不同角度进行造影详细评估,以免引起误诊。

五、支架内血栓形成

如果支架释放后没有充分展开,则支架内容易发生血栓形成。因此,在多数情况下支架置入后要进行后扩,以保证支架扩张到最低的限度。引起支架内血栓形成的其他原因包括支架近端或远端的结构性异常,或患者存在血栓形成的诱因。如果血栓发生,应立即再次测定凝血时间,根据测定结果调整肝素的用量,必要时使用Ⅱb/Ⅲa抑制剂。如果是在脑保护装置已经释放的情况下发生支架内血栓形成,脑保护装着也可能是引起血栓形成的原因。这时,应将脑保护装置放在原位,将一根长100cm或125cm的5F直端或弯端导管放置到支架近端对支架内段和保护装置近端进行抽吸。可将抽吸导管沿着0.014英寸导丝推进。如果完全抽吸后血栓仍然存在,可将2mg TPA溶于5ml生理盐水中冲洗血栓。也可以考虑用机械溶栓的方法进行治疗。

六、支架移位

支架移位主要与支架和扩张压选择不当有关。选择的支架过小,或扩张压力不足,使支架展开不充分,未完全贴壁,这时支架容易移位。另外在治疗串联病变放置多个支架时,若先放置近端支架,在放置远端支架时可能会引起近端支架移位。

七、血流过缓

血流过缓的发生几乎无一例外的与支架的形态异常有关,不管是近端还是远端。解决问题前应保证管道通畅。血流过缓可能是由于支架的近端或远端发生了内膜夹层,血管痉挛,血管闭塞,支架内发生了不完全血栓形成或有较大的栓子。

八、保护伞内血栓形成

常用的脑保护装置有两种,一种是球囊保护装置;一种是滤过保护装置。球囊保护装置在释放支架或扩张血管时需要阻断血流。而滤过装置在介入治疗过程中打开但不阻断正常血流。因此,如果滤过装置(保护伞)释放后,出现血流阻断或血流缓慢,则可能发生了保护伞内血栓形成。如果明确保护伞内有血栓形成,应该保持保护伞在原位,和处理支架内血栓一样,将抽吸导管放置到血栓的近端进行抽吸。需要注意的是,抽吸必须彻底,以至保护伞内完全没有有形物质被吸出为止。在充分抽吸后回收保护伞。如果抽吸后需要球囊扩张或放置支架,应该重新使用一个新的保护伞。如果抽吸物主要由新形成的血栓组成,而很少有动脉粥样硬化斑块,这应考虑抗凝和抗血小板药物的剂量是否充足。

九、支架远端成角

支架释放后,在其远端形成一个尖锐的角度,这种情况往往是由于术前对于颈动脉系统血管扭曲程度的估计不足造成的。支架释放后治疗血管的潜在成角由于支架的张力作用而向远端移行,因此在支架的远端形成一个锐利的夹角。最糟糕的情况是在支架的邻近部位形成夹角。轻度的成角可以暂不予以处理。没有血流动力学改变的中等程度成角应定期随访,并进行超声检查,随访中如发现成角加大或管腔狭窄达到一定程度则应该考虑外科开放修复。对于引起血流动力学明显改变或造成血流缓慢的成角,则应给予治疗。在成角部位再释放一个支架的做法可能成为一个陷阱,因为再次释放的支架远端有可能形成更大的成角,随着治疗部位向上不断延伸,最后患者可能失去了外科手术所能到达的可能性。因此在决定是释放额外的支架还是外科修复时必须慎重考虑。有时,非常局限的血管痉挛可以表现得很像血管成角。这种情况也必须通过不同的角度进行造影后,方可进行鉴别。

十、主动脉弓损伤

处理主动脉弓损伤的最佳方法是预防它的发生。发生主动脉弓损伤的原因往往是因为某些弓上血管入路困难。因此在进入某一血管之前,应充分评估血管的解剖走形和结构以排除发生主动脉弓损伤的可能。损伤也可能发生在原先有病变的部位,尤其是在介入治疗前的造影或其他检查未发现的病变。如果在做颈动脉介入治疗之前发生了主动脉弓损伤,如动脉夹层形成,应及时中断介入治疗并逆转血液低凝状态。这个部位的血管损伤没有多少选择,往往需要外科行急诊开放修复。主动脉弓的损伤最常发生在颈总动脉的近端,这个部位常有潜在的血管狭窄、扭曲、成角或钙化斑块。这个部位发生损伤可以考虑置入支架。如果受损部位位于血管的开口处或有明显的钙化,应考虑放置球囊扩张支架。究竟是在导管到达受损部位就行修复治疗,还是在做完颈动脉介入治疗后再修复近端的损伤目前还没有权威的观点可供参考。

十一、脊髓损伤

经股动脉穿刺行动脉造影术后发生截瘫比较少见,但是国内外均有报道。多数学者认为造影剂的毒性反应可引起脊髓血管痉挛以致脊髓缺血,或椎动脉内注射高浓度造影剂,致脊髓脱水损伤。脊髓血供以颈段最丰富,主要来源于脊髓前动脉,第一支根动脉起源于椎动脉的根髓动脉;第二支起源于颈深动脉;第三支起源于肋颈干或第一肋间动脉,一旦发生动脉主干闭塞,还可由椎动脉肌支、颈深动脉肌支、颈升动脉、枕动脉及小脑后下动脉、甲状腺上下动脉等形成侧支吻合网。在造影过程中有可能引起脊髓前动脉痉挛,加上有些患者原有椎-基底动脉供血不足,椎-基底动脉较细,有可能颈髓供血区侧支循环不充分,容易受损伤;一些伴有椎间盘突出、椎管狭窄、有效容积减少、颈髓供血不足后发生水肿,造成颈髓压迫,导致截瘫。如果出现上述情况可给予激素如强的松或地塞米松、甲强龙及扩血管改善微循环,以及神经营养剂等治疗,同时给予功能锻炼以及高压氧治疗。

第四节　神经系统和终末器官的并发症

一、急性脑梗死

介入治疗时出现新的神经系统症状、意识改变或癫痫发作往往提示有脑缺血或中风发生。这时应检查治疗部位和远端血流情况以排除器质性损害导致血流阻断的可能。如果检查中发现局部性神经系统损害，往往提示某一血管受损。个别需要全身麻醉的患者，可能无法判断是否有神经系统损害发生。如果没有局部血栓形成的证据，就应该考虑发生广泛栓子雨的可能。这一现象在造影时表现为脑血流普遍减慢（包括大血管和小血管）。处理栓子雨的措施包括加大抗凝药物和抗血小板药物的剂量，使血压保持在较高水平等。也可以考虑使用化学溶栓药物，不过目前这方面还缺乏可靠的参考资料。

二、脑出血

如果患者在头痛之后突然出现意识改变，往往提示发生了脑出血。有时造影时可见到占位效应。如果新出现的神经系统损害找不出直接原因，应在完成介入治疗后立即行头颅 CT 扫描。一旦发生脑出血，应迅速停止所有抗凝药物，控制血压并进行适当的药物治疗。介入治疗中发生脑出血与以下因素有关：实施治疗的血管为次全闭塞，过度抗凝治疗，过度抗血小板治疗，血压控制不良，新近发生的脑梗死。据文献报道，定期使用糖蛋白 IIa/IIIb 抑制剂也是介入时发生脑出血的危险因素。而且这种情况下发生脑出血预后不佳，往往是致命性的。

三、过度灌注

脑水肿和过度灌注在介入治疗中不多见，但可以发生在治疗 2 周后。介入治疗后发生过度灌注的机率似乎高于内膜剥脱术。患者常表现为局部头痛以及难以控制的高血压。治疗前脑缺血的症状越严重，治疗后发生过度灌注的可能性也就越大。这是因为血管的自身调节功能往往在血管修复后的 2～3 周才改善。如果没有及时发现并给予治疗，患者可能出现意识障碍和脑水肿，导致永久性神经功能损害。过度灌注综合征发生后，目前还没有特效的治疗方法。日本研究者曾报道使用自由基清除剂（如依达拉奉）等可以改善预后。

四、脑保护装置相关的并发症

使用远端脑保护装置的目的是防止在血管成形和支架置入过程中，动脉粥样硬化斑块脱落运行到远端血管形成脑栓塞。介入治疗中发生脑栓塞与脱落斑块的大小和数量有关。经颅多普勒（TCD）可用于探测介入操作过程中脱落栓子的数量，并可评估不同治疗策略对栓子形成数量的影响。尽管目前还没有比较使用和不使用保护装置的随机对照研究，但有很多相关研究表明使用脑保护装置尽管不能完全避免介入相关的脑栓塞的发生,却可以使其发生率明显降低。这些研究大多采用前后对照的研究方法,即早期的介入治疗一般未使用脑保护装置,晚期的介入治疗则使用了脑保护装置。因此除了保护装置以外,不能排除手术经验、支架和输送器材改良等因素的影响。所以目前还不知道脑保护装置在减少介入相关的神经系统并发症方面发挥了多大作用。另外,不同脑保护装置对神经系统所起的保护作用可能也有所不同。

第五节　造影剂相关的并发症

一、心血管反应

脑血管造影和心血管造影一样,均需要将较大剂量造影剂迅速注射到血管内。注射造影剂时注射局部的血管腔内的流体性质发生变化,这一变化依所使用造影剂的渗透压和注射剂量而不同。在冠状动脉造影时,由于冠状动脉内的血液突然被造影剂所替代,这样会影响到心肌的供氧使心肌收缩力下降。尽管这种现象在使用碘比率为 3.0 的离子型造影剂中很少见,而在使用碘比率为 3.0 的非离子型造影剂中几乎没有。而且这些变化病人常常可以耐受。但是对于本身心肌收缩力差或心室充盈压高的患者可能会出现肺水肿。因此术前应对患者心脏功能做系统评估,根据患者的具体情况选择合适的造影剂,术前还应做一些相应的抢救准备。脑血管造影时,由于进入冠状动脉的造影剂量很少,发生心肌收缩力改变的可能性较小。但脑血管造影时,当较大剂量造影剂注入较细血管如椎动脉时,患者可能会出现该动脉灌流区缺血的表现,尤其当这些血管的侧支循环不发达时。因此在做选择性造影前,应先做主动脉弓造影,对脑血管的大体情况进行评估后,再制定选择性脑血管造影的方案。

当注射计量较大、造影剂渗透压较高时,会出现血管扩张现象。血管扩张可以导致一过性收缩压下降,尽管下降的程度可能很小。随着血管内造影剂随循环进入细胞外液并最终由肾脏排出体外,其影响将逐渐消失。造影剂在体内的半衰期约为 25 分钟。

二、电生理反应

造影剂可以对心肌的电活动产生明显影响。碘比率为 3.0 的离子型或非离子型造影剂对心电活动的影响比碘比率为 1.5 的高渗离子型造影剂要小得多。最严重的心电反应是造影剂引起室颤阈值降低。但在冠状动脉造影时发生室颤很少见，而在脑血管造影时几乎没有。有研究表明，心室颤动的发生可能与离子型造影剂中钠含量有关。使用含有钙结合 EDTA 的造影剂可降低心室颤动的发生。其他常见的良性心电反应还包括对心肌再极化的影响，在心电图上表现为 QT 间期延长。在颈动脉壶腹部注射较大剂量造影剂时，有引起血压下降和心率减慢的可能。这主要是由于迷走神经张力反射引起。因此操作前应准备好阿托品等急救药品。

三、过敏样反应

使用造影剂后发生速发性过敏样反应已经有文献报道。这种反应是由于系统性大剂量释放血管活性物质和组胺引起的。临床症状根据反应的程度不同差异很大。轻度的过敏反应症状包括对环境温度升高的敏感、颜面潮红、多汗、阵发性皮肤瘙痒和鼻黏膜分泌物增多等；中度过敏反应包括恶心、头痛、头面部水肿、腹痛、轻度支气管痉挛、呼吸困难和心悸等；重度过敏反应包括心律失常、低血压、严重的支气管痉挛、喉头水肿、肺水肿、癫痫发作，甚至死亡。在过敏反应严重的患者可出现过敏性休克的各种表现。虽然这种反应被称为过敏样反应，一般认为并不是由免疫反应所介导。也没有关于对动物蛋白过敏与这种反应有任何相关性的报道。

过敏样反应的治疗应根据其严重程度而定。轻度过敏反应除了严密观察患者症状外，一般无须特殊处理。中度过敏样反应一般要经皮下或静脉注射肾上腺素，经静脉注射本海拉明。如果有支气管痉挛症状，应经鼻吸入支气管扩张剂（如沙丁胺醇气雾剂），并给予吸氧。重度过敏样反应除了上述抢救措施外，往往需要快速补充液体，必要时行气管切开以保持气道通畅。

发生造影剂过敏样反应的危险因素包括：既往有造影剂过敏史、哮喘史、接触性过敏史、最近使用过 β 受体阻滞剂、充血性心力衰竭、曾使用过白介素 2 等。一般认为使用低渗性和非离子型造影剂发生严重过敏样反应的比例较低。Katayama 等所做的大样本研究表明，使用离子型造影剂的严重药物不良反应发生率为 0.2%，而非离子型造影剂的发生率为 0.04%。一项评估 80 年代造影剂反应的荟萃分析表明，高渗造影剂的严重不良反应发生率为 0.157%，而低渗造影剂的严重不良反应发生率仅为 0.031%。

发生造影剂过敏反应后，再次使用造影剂发生反应的机率为 15%。Lasser 的研究表明，对于有造影剂过敏史的患者，在使用碘比率为 1.5 的离子型造影剂之前 12 小时及 2 小时，各给予 32mg 甲强龙治疗，可明显减少其全身反应的发生率。对这种有造影剂过敏史的患者,目前普遍接受的方法是,预先联合使用苯海拉明、口服皮质激素和 H_2 受体阻滞剂,并且最好使用非离子型造影剂。

四、肾功能异常

造影剂由体内排除的唯一途径是通过肾脏。在西方发达国家,造影剂引起的肾损害是住院患者发生急性肾功能衰竭的第三位原因。这些患者占急性肾功能衰竭患者的 10% 左右。如果细心测量就会发现,所有使用造影的患者血肌苷水平均会有所升高。幸运的是,在没有糖尿病和基础肾脏疾病的患者中使用小剂量造影剂(<125ml),一般极少发生肾功能衰竭。

有关造影剂相关的肾功能损害的文献报道很多。但由于这些研究采用了不同的诊断标准和分类方法,造影剂使用的方法和剂量也不相同,以及跟踪采样的时间各异,因此其研究结果缺乏可比性。目前普遍接受的造影剂相关的肾功能损害的诊断标准是:对于基础血肌苷水平低于 1.5mg/dl 的患者,使用造影剂 72 小时内血肌苷水平增加超过 25%;对于基础血肌苷水平在 1.5mg/dl 及以上的患者,血肌苷浓度增加超过 1.0mg/dl。发生造影剂相关的肾功能损害的原因目前还不完全清楚,但有研究者认为可能是由于造影剂诱导的肾血管收缩使肾髓质发生缺血,以及造影剂对肾小管上皮细胞的直接损害引起。由造影剂引起的肾功能损害往往是非少尿性的,因此一般无须透析治疗。大多数基础肾功能正常的患者升高的血肌苷水平可在 2~7 天内恢复到基础水平,而不出现明显的临床症状。

使用造影剂后出现肾功能损害的危险因素主要包括本身存在肾功能损害和大量使用造影剂。对于基础血肌苷水平在 2.0mg/dl 的患者,使用不超过 125ml 造影剂后发生肾功能损害的机率为 2%,但如果使用的造影剂超过 125ml,则发生肾功能损害的机率可增加到 19%。如果在使用 72 小时内再次使用造影剂,发生肾功能损害的机率也会明显增加。其他发生造影剂相关的肾功能损害的危险因素还有低血容量、糖尿病和低心输出量、年龄在 70 岁以上、肾血流减少、正在使用影响肾血流的药物(如血管紧张素转换酶抑制剂)等。存在这些危险因素的患者发生肾功能损害的机率可达 40%。与造影剂相关的其他并发症不同,临床研究表明 1.5 碘比率的造影剂和 3.0 碘比率的造影剂对肾功能的影响似乎没有明显差异。

针对造影剂引起的肾功能损害,可选的治疗方法包括静脉输液,使用呋塞米(速尿)、甘露醇、钙通道阻滞剂、腺苷拮抗剂和多巴胺等药物。Solomon 等做的对照研究表明,使用造影剂前后各 12 小时联合应用速尿、甘露醇并输液的方法并不比单纯输液效果好。一般观点认为对于高危患者术前一天晚上就应该给予一定处理并在术前 8 小时给予输液。如果可能,术前应停用肾毒性药物和非甾体类抗炎药物。

一项研究证明非诺多泮,一种多巴胺 1 型受体拮抗剂在高危患者中应用可以增加肾皮质和实质的血流量,减轻造影剂引起的肾血管收缩。同时它对于有心功能不全的患者可以在不增加心脏负荷的情况下发挥作用。另外据报道,口服抗氧化药物乙酰半胱氨酸(600mg 每日 2 次,连服 2 天)可显著减低造影剂诱导的肾毒性反应。

介入操作后发生肾功能损害的另外一个机制是肾动脉血栓形成。在心脏内介入治疗后其发生率约为 0.15%。血栓发生后的全身性表现有皮肤网状青斑、腹部和足部疼痛、系统性嗜酸性细胞增多伴足趾发紫(蓝趾综合征)等。与造影剂引起的肾毒性损害不同,血栓形成性肾功能损害往往进展缓慢(数周或数月),而且约有一半的患者发展为肾功能衰竭。血栓形成性肾功能不全可经过肾组织活检得以确诊。一旦确诊应积极治疗。

五、胃肠道反应

碘比率为 1.5 的离子型造影剂最常见的胃肠道反应是恶心和呕吐。这些反应常出现在首次注射造影剂时。而当再次注射造影剂时,往往不再出现类似反应。使用碘比率为 3.0 的离子型造影剂这种恶心反应的发生率明显下降,而使用非离子型造影剂一般没有这种反应。

六、血液系统反应

有关造影剂对凝血功能的影响报道很多。但针对与造影剂是促进凝血还是降低凝血功能目前存在很大争议。而造影剂引起的凝血功能的改变有时会导致严重并发症,甚至危及患者生命。因此造影医师必须高度重视这一问题。

1987 年,Robertson 观察到当血液进入造影剂连接管时,与非离子型造影剂混合后形成凝血块,这一现象使研究者考虑这种造影剂可能具有促凝血作用。为了进一步探讨这一问题,此后设计了几项体外试验,但这些试验得出了不同结果。目前广泛认为,所有造影剂均具有内在抗凝血功能。将体内应用浓度的造影剂与血液混合可明显延长凝血时间。碘比率为 1.5 和 3.0 的离子型造影剂可将凝血时间由 15 分钟延长到 330 分钟以上。尽管碘比率为 3.0 的非离子型造影剂也能延长凝血时间,但其作用要小得多(从 15 分钟延长到 160 分钟)。

尽管体外试验对于支持和验证理论基础帮助很大,但体外试验的结果往往与在体反应和临床结果不同。体外试验曾报道离子型和非离子型造影剂对凝血功能的影响差异很大，但临床研究并没有发现这两种造影剂对介入后血栓形成的影响存在差异。在进行 PTCA 患者中比较不同造影剂（威视派克和海赛显）的试验 COURT 表明，非离子型造影剂威视派克与离子型造影剂海赛显相比较，可以使严重并发症降低约 45%。而这种差异主要来自正在接受阿昔单抗的患者。因此研究者认为海赛显能中和阿昔单抗和有促血小板活化和去颗粒化的作用。

　　介入治疗选择造影剂时，不仅要考虑到造影剂的显影效果和副作用大小，还要考虑到造影剂的价格。已经有多项研究探讨了不同造影剂的效价比并提出了减少费用的策略。一般来说，便宜的造影剂如泛影葡胺等毒副作用较大。尽管绝大多数副作用如恶心、呕吐、心动过缓和充血性心衰等都是非致命性的。但在实施复杂介入治疗时会使本来就难以预料的结果变得更为复杂，因此在实施复杂介入治疗时一般应选用副作用较小的造影剂。

　　目前，开发显影效果更好、副作用更少的造影剂的努力还在继续。而造影剂的发展也极大地推动了介入技术的发展，拓宽了造影技术应用的领域。但在造影剂应用方面，也还存在着许多尚未解决的问题，有待今后进一步的研究。

参 考 文 献

1.刘新峰.脑血管病介入治疗学(第2版).北京:人民卫生出版社,2012

2.吉训明.脑血管病急诊介入治疗学.北京:人民卫生出版社,2013

3.谭李红,龙先喻.实用脑血管病介入诊断治疗学.北京:科技文献出版社,2011

4.凌峰,缪中荣.缺血性脑血管病介入治疗学.江苏:江苏科学技术出版社,2003

5.缪中荣,缺血性脑血管病介入治疗进展2015.北京:人民卫生出版社,2015

6.缪中荣,缺血性脑血管病介入治疗技术与临床应用(精).北京:人民卫生出版社,2011

7.杨期东.实用脑血管病介入诊断治疗学.北京:科学技术文献出版社,2011

8.李晓青.缺血性脑血管病介入治疗入门与进阶.北京:世界图书,2014

9.李克波,马振亮,王宝林,王素平.临床脑血管病.吉林:吉林科学技术出版社,2010

10.赵雄飞.新编脑血管病治疗学.天津:天津科学技术出版社,2012

11.史万英,卢海丽,刘春生.脑血管病急危重症及并发症.北京:科学技术文献出版社,2013

12.盛鹏杰.缺血性脑血管病.北京:中国医药科技出版社,2009

13.(美)亚当斯.脑血管病原理.北京:人民卫生出版社,2011

14.熊晖.现代脑血管病诊疗学.吉林:吉林科学技术出版社,2012

15.王焕君脑血管病防治.北京:人民卫生出版社,2007